I0470063

La Medicina Natural
en la
Salud

La Medicina Natural en la
Salud

Arturo Pacheco

Copyright © 2013 por Arturo Pacheco.

Número de Control de la Biblioteca del Congreso de EE. UU.:		2013904451
ISBN:	Tapa Dura	978-1-4633-5336-0
	Tapa Blanda	978-1-4633-5335-3
	Libro Electrónico	978-1-4633-5340-7

Todos los derechos reservados. Ninguna parte de este libro puede ser reproducida o transmitida de cualquier forma o por cualquier medio, electrónico o mecánico, incluyendo fotocopia, grabación, o por cualquier sistema de almacenamiento y recuperación, sin permiso escrito del propietario del copyright.

La información, ideas y sugerencias en este libro no pretenden reemplazar ningún consejo médico profesional. Antes de seguir las sugerencias contenidas en este libro, usted debe consultar a su médico personal. Ni el autor ni el editor de la obra se hacen responsables por cualquier pérdida o daño que supuestamente se deriven como consecuencia del uso o aplicación de cualquier información o sugerencia contenidas en este libro.

Este libro fue impreso en los Estados Unidos de América.

Fecha de revisión: 08/03/2013

Para realizar pedidos de este libro, contacte con:
Palibrio
1663 Liberty Drive
Suite 200
Bloomington, IN 47403
Gratis desde EE. UU. al 877.407.5847
Gratis desde México al 01.800.288.2243
Gratis desde España al 900.866.949
Desde otro país al +1.812.671.9757
Fax: 01.812.355.1576
ventas@palibrio.com
452334

Índice

Dedicatoria

A mi madre quien medio la vida, y por haberme inculcado el luchar por la vida. La cual está llena de retos a vencer. También dedico este trabajo a aquellos amigos que están en una lucha constante por su salud sobre todo aquellos que están un poco lejos como Cris. Y a todas aquellas personas que han creído en mí.

INTRODUCCION

Definitivamente la salud además de la vida misma desempeña un papel clave para desenvolver nuestras tareas dentro de la vida diaria e incluso para el disfrute de la misma.

Por esta razón, se ha decidido a elaborar este manual herbolario el cual esperemos que ayude al mejoramiento de la salud a diversos males, y enfermedades que han aquejado a la humanidad desde tiempos muy remotos, en los cuales antiguas civilizaciones recurrieron a hierbas curativas, así como en Grecia donde Hipócrates, el padre de la medicina empleo 200 hierbas, y además de otros médicos griegos que emplearon más de 800 tipos de plantas.

También la cultura egipcia, la europea, la árabe, la hindú, las cuales cuentan con códices y documentos, tal es el caso de las culturas indígenas del continente americano, como la azteca, la maya y la inca, las cuales cuentan con un repertorio extenso de plantas curativas.

Además este es un método barato para tratar diversos males sin efectos secundarios, aunque a veces en opinión de algunos practicantes de la medicina convencional, estos remedios sean obsoletos e inservibles. Sin embargo, la misma ciencia ha tenido que reconocer la eficacia de la Herbolaria también conocida como Fitoterapia. Según un informe. En 1997 el 46% de los estadounidenses visitaron un practicante de medicina alternativa y para el 2003 el 64% de las escuelas de medicina en Estados Unidos ya incluyen enseñanza de medicina alternativa. En Europa la Fitoterapia no es considerada medicina alternativa sino parte de la medicina convencional. Mientras que en Alemania el 62% de la población utiliza la herbolaria como primer opción para tratar sus enfermedades.

El objetivo de este trabajo es ayudar al lector a darle a conocer diversos métodos prácticos para mejorar su salud dependiendo de su padecimiento.

ADVERTENCIA

Sin duda alguna la mayoría de los remedios naturales darán el resultado deseado si la persona lleva un estilo de vida sano y esta tiene que eliminar las causas que han causado su enfermedad.

Aunque en la misma enseñanza escolar se incluye el tema de la nutrición, existen algunos puntos que se ignoran y los cuales es demasiado fácil el pasarlos por alto, y más aún cuando estamos intestados por la amplia gama de propaganda de alimento chatarra, el cual es por cierto más barato que las frutas y vegetales.

Cabe señalar que si usted tiene sobre peso, estrés, además bebe alcohol, fuma, y se alimenta de comida chatarra el único deporte que practica es la televisión y el sofá, todos los remedios e infusiones serán ineficaces y no habrá resultados deseados. Por lo tanto daremos las siguientes sugerencias:

a) **Una buena nutrición.**

1.- Reducir el consumo de grasas, sal, azúcar refinado, alimentos fritos, alcohol y cafeína.
2.- Evital los aditivos, especialmente los nitritos, el glutamato mono sódico y los colorantes.
3.- Aumentar el consumo de frutas y verduras, cereales integrales y legumbres. Utilice aceite de oliva o de linaza prensado en frio.
4.- Masticar concienzudamente.

b) **El ejercicio físico y exponer el cuerpo a la luz solar diariamente.**

1.- Deberá hacer ejercicios de estiramiento, aeróbicos y con pesas, también sugerimos caminar por lo menos 30 minutos a buen ritmo sin parar

c) *Evitar las toxinas.*

1.- *El cuerpo humano diariamente ha estado eliminando todo lo que lo intoxica atreves del excremento, la orina y el sudor, En nuestro planeta industrializado lógicamente es con el agua, el aire y los alimentos estamos contaminando nuestro cuerpo con grandes cantidades de substancies contaminantes, que pueden superar nuestra capacidad eliminatoria. Le sugerimos instalar un filtro efectivo para destilar el agua. Los alimentos que se digieren crudos como los vegetales sumérjalos en una mezcla de agua y vinagre durante 15 minutos. Posteriormente enjuáguelos y cómalos normalmente.*

d) *Buena actitud positiva*

1.- *En realidad existe una estrecha relación entre la mente y el cuerpo la cual está demostrada científicamente ya que depende la actitud mental de que se curen o empeoren debido a que las células del sistema inmunológico responden a los neurotransmisores de nuestro cerebro los cuales dependen de nuestro estado de ánimo. Recientes estudios han demostrado que el mayor factor de riesgo para las dos principales enfermedades de hoy es el infarto y el cáncer es la soledad.*

No obstante le recomendamos hacer un esfuerzo por pensar en cosas alegres reconfortantes bellas, y su vida será Feliz y sana.

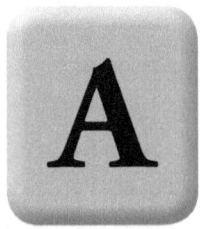

A

ABSCESOS: Son todo tipo de erupciones en la piel, también llamados forúnculos o vulgarmente conocidos como granos con formación de pus. A continuación veremos las siguientes alternativas para la curación de los abscesos:

TRATAMIENTOS

a) El ricino agiliza la maduración del absceso y esto facilita su rápida curación. En algunos pueblos se utilizan las hojas del ricino machacadas sobre el absceso en forma de cataplasma

b) En algunos lugares donde se utiliza el barro con fines medicinales los abscesos se curan poniendo sobre ellos plastas de arcilla, que se cambian cada hora y aplicando otra plasta más grande sobre el hígado el cual debe permanecer durante toda la noche.

c) Tomar dos vasos al día de bardana o trébol rojo.

d) Hacer una pasta con linaza, miel y harina a porciones iguales y aplicarla sobre el absceso.

e) Aplicar hojas machacadas de ruda sobre el absceso en forma de cataplasma.

f) Tribus indígenas al norte de México se ponen sobre el grano una penca de nopal partida a la mitad y calentada en fuego. Los líquidos contenidos en el nopal reblandecen la piel y favorece la maduración del absceso.

g) También para evitar el desarrollo de los abscesos aplíquese una cataplasma de linaza con malvas cocidas. Esta combinación es muy efectiva para cualquier tipo de lesión cutánea, sea causada por problemas de contusiones, neuralgias o reumatismo.

ACIDEZ DE ESTOMAGO: Para este problema se puede tomar una infusión de anís. Otra opción genuina es el perejil ya sea comido cocido o licuado en medio litro de agua o de zumo de limón.

ACIDO URICO: Para este problema comúnmente se usan hierbas como la sanguinaria y el sauco, tomadas en infusión. Y cabe señalar que el limón tiene efecto muy benéfico para este problema.

ACNE: El acné es causado por cambios hormonales en la adolescencia. Repentinamente las jovencitas producen más estrógenos que antes y los jovencitos más andrógenos. Por alguna razón que todavía desconocemos esta actividad hormonal genera un aumento en la actividad de las células sebáceas que se encuentran en la piel del rostro, espalda y cuello. A consecuencia de esto el cebo producido por estas glándulas puede tapar los poros, y con esto la piel se irrita con inflamaciones, dando lugar a los indeseables barros. Y todo esto comienza cuando el adolecente se preocupa más plenamente en su imagen. A continuación mencionaremos algunas opciones de tratamiento:

a) El remedio más rápido es el empapar un trapo o gasa con la misma orina o si la orina es de un niño recién nacido sería mejor. Hágase cada mañana y antes de dormir. Este remedio hará efecto a pocos días y si el acné hubiese sido tan fuerte que dejo marcas, estas desaparecerán con miel de abeja aplicándose en la parte afectada dos veces al día.

b) La pulpa de sábila varias veces al día suele curar en pocas semanas los acnés más intensos. El resultado se agiliza si se toma algún depurativo como la hierba diente de león.

c) La tintura de capuchina, preparada a partir de flores frescas, desaparece los granos combatiendo esta alteración cutánea. Trate cada grano con un algodón mojado con esta tintura.

d) Tomar un té de salvia tres veces al día con una cucharada de polen en las mañanas.

e) Cuando el acné aparezca en una edad madura y no esté relacionado con alteraciones hormonales lo primero será la normalización de las funciones intestinales. Ahora bien tómese en la mañanas y en ayunas una cucharadita de arcilla disuelta en medio vaso de agua y deberá de someterse a una dieta aumentando el consumo de fibras, frutas y verduras en abundancia, con pan integral y granos.

ADELGAZAR: A continuación daremos algunas sugerencias para una dieta de éxito:

a) El vinagre de sidra contiene efectivas propiedades adelgazantes. Tómese antes de cada comida dos cucharadas diluidas en un vaso de agua.

b) El perejil es otra buena opción solo es necesario consumir dos pequeñas ramas al día.

c) En realidad todos los alimentos amargos tienen efectos adelgazantes, por ejemplo: los huevos duros con café sin azúcar. (dieta muy usual en los 80's)

d) De igual forma los pomelos figuran como las frutas más adelgazantes, además de las manzanas al horno y la piña.

AFRODISIACOS: Son aquellos que estimulan el apetito sexual como:

a) Entre los vegetales recomendables para la estimulación sexual están el hinojo, el ajo, la cebolla, el apio, la miel, el polen, los aguacates, las almendras, los espárragos las guindillas, las alcachofas y las trufas.

b) Un remedio árabe es poner al fuego dos litros de agua y agregar tres cucharadas de semillas de sésamo, treinta gramos de regaliz finamente cortada y cuatro dátiles cortados en trozos pequeños. Hiérvase hasta que el agua quede a la mitad. Quitar al fuego y póngase la miel, y muévase hasta que se mezcle totalmente. Tómese un vaso dos veces al día.

c) Póngase al fuego un recipiente con un litro de agua con 60 gramos de zarzaparrilla picada o de raíz de jengibre. Luego déjese hervir durante algunos minutos. Luego quítelo del fuego y cúbralo y déjelo que repose durante media hora. Cuando lo tome agréguese una pizca de jengibre. Tómese frio o caliente

d) También el tónico ingles regenera las facultades generativas: Hiérvase en un litro de agua a fuego lento durante veinte minutos las pieles de dos naranjas y un limón. Después ponga tres cucharadas de lúpulo y hiérvase por tres minutos más. Quítese del fuego y agréguese miel para endulzarlo y tápese, después de que se enfrié, cuélese póngale tres cucharadas de lecitina, revolviéndola totalmente. Tómese un vaso de tres a cuatro veces al día.

e) El tónico amoroso de los americanos consiste en: hervir en un litro de agua dos cucharadas de avena y 100 gramos de pasas. Manténgase a fuego lento durante 45 minutos, después retírese del fuego y cuélelo. Póngale miel al gusto. Después de enfriarse agréguese el zumo de dos limones. Tómense por lo menos dos veces al día, de preferencia una al despertar en la mañana y otra dosis antes de dormir.

f) El tónico de los amantes felices: hiérvase en medio litro de agua dos cucharadas de hinojo y 35 gramos de regaliz trozado. Tápese y manténgalo a fuego lento durante veinte minutos. Posteriormente déjelo reposar y cuélese. Tómense tres cucharadas al amanecer y tres antes de dormir.

g) El polen de abejas es muy bien conocido dentro de los afrodisiacos desde tiempos muy remotos.

h) El ginseng ha sido utilizado en China como un estimulador de funciones y del deseo sexual durante miles de años.

i) Haga una mezcla de mantequilla clara miel, regaliz, jugo de hinojo, y leche en tres partes iguales. Este néctar despertara el vigor sexual.

AFTAS: Este nombre se dan a las llagas en la boca, y para quien sufre este problema probablemente su saliva es acida. A continuación veremos algunos tratamientos:

a) Lávese la boca frecuentemente la boca con agua hervida en la que habrá disuelto bicarbonato sódico. Esto cambiara la reacción de la saliva y las aftas desaparecerán

b) También se puede aplicar una maceración de 10 gramos de hojas, tallos, y semillas de mastuerzo, machacándolas y dejarlas reposar por doce horas en medio litro de agua. Enjuáguese la boca tres veces al día con esta agua. Pero especialmente en la mañanas en ayunas. La maceración de mastuerzo, de sabor astringente y picante. Es efectiva en todo tipo de estomatitis, así como para curar la inflamación de amígdalas.

c) Hágase el remedio griego: Mezclar bien cuarenta gotas de espíritu de vitriolo en medio kilo de miel de rosas y aplicar constantemente esta miel vitriolada sobre las partes afectadas.

AGOTAMIENTO: Para esto tome polen de abeja en pequeñas cantidades e ir aumentando la dosis día a día. Tómese también infusiones de salvia, tilo o valeriana.

ALCOHOLISMO: Para este problema veremos los tratamientos siguientes:

a) Hiérvanse hojas de encina (exactamente tres puñados en medio litro de agua, y se pondrán 10 gotas de este cocimiento a cada litro de vino que tal persona vaya a consumir.

b) Otra buena opción es: Vaciando el agua de dos cocos en una vasija de barro. Póngale la piel de cinco plátanos y hiérvase por 15 minutos y luego se le pone azúcar al gusto y se deja fermentar por tres días. Posteriormente se le agregara una copa de licor. Tómese un vaso en ayunas durante quince días

c) De igual forma, la raíz como las hojas de angélica contienen un aminoácido que inhibe la necesidad de consumir alcohol. Tómese tres tazas de té de angélica endulzado con miel.

ALERGIAS: Son las reacciones inmunes prontas o inmediatas causada por un alérgeno a substancias ajenas como polvo, agua o algunos químicos. A continuación veremos algunas opciones para tratar las alergias:

a) Para destapar las fosas nasales, y descongestionar las fosas nasales atormentadas por la alergia mastíquese un trozo de panal de miel por 10 minutos y el alivio será al instante.

b) Diluir media cucharada de sal marina en un vaso de agua filtrada y caliente. Tapando con un dedo uno de los orificios nasales y se aspirara por el otro el agua salada por unos 20 segundos. Respirar después por la boca y expulsar el agua con las mucosidades. Repita varias veces con ambas fosas nasales hasta que los conductos queden limpios.

c) Tomar de tres a cuatro tazas de trébol rojo.

d) También el ajo es de gran utilidad, el cual se puede encontrar desodorizado en algunos supermercados grandes.

AMEBAS: Son aquellos parásitos intestinales comunes en países tropicales cuya eliminación pudiera ser difícil. Pero mostraremos algunas opciones para contrarrestar este problema:

a) Para combatir estos parásitos consumase ajo en grandes cantidades.

b) Tomar diariamente un vaso de té de cocimiento de orégano, preparado con 15 gramos de hojas y flores por cada medio litro de agua.

c) Tomar una infusión de corteza del árbol de mango. (una cucharada de corteza en un litro de agua).

d) Cómase una hoja de papaya al día

AMIGDALITIS: (Inflamación de las amígdalas) Veamos a continuación algunas opciones de tratamiento:

a) Hacer gárgaras de limón recién exprimido, en el que se agregaran dos cucharadas de bicarbonato. También se puede aplicar el bicarbonato directamente en las amígdalas, con la ayuda de una trompetilla de papel y de otra persona que sople mientras usted tiene la boca abierta.

b) Hacer gárgaras con una maceración de tallos, y semillas de mastuerzo trituradas, dejando que reposen durante doce horas a temperatura ambiental. (Cincuenta gramos por cada litro de agua).

c) Hágase un emplasto de hojas de salvia muy calientes, y manténgalas pegadas a la garganta, y cubierto con otra envoltura, con el fin de que se mantenga el calor por más tiempo. Es necesario que el paciente haga gárgaras con infusión de salvia, y la amigdalitis cederá por unas horas.

d) Hiérvase en medio litro de agua en plena ebullición agregar 30 gramos de salvia y 25 gramos de pimienta de cayena. Retírelo del fuego y déjelo reposar 12 horas a temperatura ambiente antes de usarse (a gárgaras).

ANEMIA: Se describe como una deficiencia del mineral hierro, y es una de las consecuencias más comunes para seguir una mala alimentación, entre los síntomas de este mal están la fatiga, ahogo, letargia, confusión, irritabilidad y frecuentes infecciones. A continuación veremos algunos remedios para este mal:

a) Mezclar jugo de remolacha con jugo de pomelo rojo. Tomar dos cucharadas cuatro veces al día.

b) Tómese dos veces al día un té de cocimiento de nogal (20 gramos de hojas en medio litro de agua) con una cucharada de aceite de hígado de bacalao y una cucharada de polen.

c) Hiérvase 20 gramos de raíces de alcachofa en un litro de agua durante cinco minutos. Deje reposar el preparado hasta que se haya enfriado completamente. Cuélese y agregue miel al gusto. Tómense tres vasos al día.

d) Macerar durante cinco días 20 gramos de hojas de alcachofa frescas en un litro de vino. Cuélese y tómese un vaso dos veces al día.

e) Macerar durante diez días 150 gramos de simientes de hinojo en un litro de buen vino. Cuélese y tómese un vasito antes de comer.

f) Deberá consumir manzanas, cerezas, uvas, higos, dátiles, albaricoques, melocotones, peras y ciruelas.

ANGINA DE PECHO: uno de los problemas del corazón, y para esta situación el siguiente remedio:

a) Vierta un litro de agua hirviendo sobre seis cucharadas de bayas de espino. Luego tape esto, y déjelo reposar toda la noche, y hasta el mediodía del día siguiente en un lugar cálido, después cuélese con una tela fina presionando las bayas para extraerles todo lo que se pueda de su jugo. Tome un vaso al día de esta agua con cada comida. Si usted no puede conseguir las bayas de espino frescas puede usar bayas secas.

ANSIEDAD: Es un estado emocional que varía desde una ligera inquietud hasta un miedo intenso. Los síntomas son: palpitaciones, dolores agudos y cambiantes, dificultad para respirar, dolor de cabeza, cuello, y espalda, temblor en las manos fatiga y depresión. Pero veamos algunas opciones de tratamiento.

a) Haga una infusión con dos cucharadas de raíz de valeriana por cada vaso de agua. Déjese reposar por 20 minutos y tómese las veces que sea necesario.

ANTIINFLAMATORIO: La col picada en forma de cataplasma sobre la parte afectada.

APENDICITIS: Veamos algunas opciones de tratamiento:

a) 300 gramos de aceite de oliva en forma lavativa y manténgase hielo sobre el vientre del enfermo, y aliméntelo solo con líquidos fríos.

b) Tómese únicamente jugo de papaya. Esto puede salvarlo de la operación.

c) Para prevenir este mal se tomara cada día una cucharadita de linaza prensado en frio. De no haber aceite de linaza tómese aceite de oliva también prensado en frio.

d) El estar sometido a una dieta alta en fibras sufrirá menos apendicitis lo cual esta medicamente comprobado.

ARTERIOESCLEROSIS: Se define como un endurecimiento y una pérdida de la elasticidad de las arterias, que todo el tiempo va emparejada con una acumulación en sus paredes interiores y con un aumento de la presión sanguínea. Existen para ella algunos tratamientos naturales los cuales deben ir acompañados de una dieta libre de grasas animales, y de ser posible una alimentación puramente vegetariana.

a) Hacer una mezcla en un vaso de una cucharada de vinagre de manzana y una cucharada de miel y tomarlo cada mañana.

b) Corte en rodajas finas unos ajos y dejarlos reposar en un vaso de leche toda la noche. Tómese un vaso en la mañana al levantarse y antes de dormir.

c) Trate de consumir al menos una ensalada al día con abundante alfalfa refinada y ajo con jugo de limón (se puede remplazar el ajo con las capsulas de ajo).

d) Tómese diariamente una cucharada de aceite de linaza prensado en frio, absolutamente es necesario conservarlo frio bajo refrigeración para evitar que se ponga rancio.

ARTRITIS: Veamos algunas opciones de tratamiento para este mal:

a) Tómese en cada comida un vaso de agua en el que previamente en el que previamente se han agregado tres cucharadas de vinagre de sidra. En un mes los resultados le sorprenderán.

b) De igual forma el usar un brazalete de cobre es una forma muy útil para combatir este mal. Este remedio fue usado por los egipcios desde la época de los faraones, y hasta la fecha ha dado resultados impresionantes.

c) Tómese dos cucharadas de miel de abeja en cada comida, este remedio es muy efectivo para este tipo de problemas.

d) El consumir cerezas es un remedio de buena eficacia incluso para curar la artritis. Se recomienda consumirse varias veces al día y si se quiere hacer una mermelada es necesario que **NO** se le ponga azúcar.

e) Ponga un puñado de perejil en un litro de agua hirviendo. Quite el agua seguidamente el agua del fuego y deje que repose durante 20 minutos y cuélese y guárdese en un lugar frio. Tomar media taza de este preparado antes de cada comida.

f) Es bien sabido que el ajo es efectivo para combatir este mal y aliviar este mal. Cómase al menos tres dientes de ajo al día o pueden ser tres píldoras de ajo. Pártase un diente de ajo y frótese en las partes más dolorosas. O tomar tres vasos al día de cocimiento de ajo (el que elaborara con dos cabezas de ajo en un litro de agua).

g) Ponga un puñado de semillas de alfalfa en un litro de agua muy caliente (sin hervir). Déjese reposar durante 30 minutos, luego cuélese el agua y tómela endulzada con miel cuatro veces al día. Cuando comience a sentir mejoría se podrá ir reduciendo la dosis a dos de tres veces por semana.

h) Elabore una infusión de cien gramos de ortigas frescas en un litro de agua. Déjese reposar diez minutos. Cuélese y tómese por lo menos tres veces al día, y endúlcese con miel al gusto.

i) Haga una infusión de perejil de un manojo en medio litro de agua. Tómese medio vaso antes de cada comida.

j) Poner medio kilo de pasas blancas en un recipiente de cristal, y después cúbralas con medio litro de ginebra. Tape el recipiente con una servilleta de papel, y déjelas reposar hasta que hayan absorbido la ginebra. Para asegurarse de que esto se lleve a cabo, se removerán de vez en cuando con una cuchara. Cuando ya estén saturadas se cambiara a un envase que se pueda cerrar herméticamente, **NO** deberán ponerse en el refrigerador. Tómense cada día nueve pasas.

k) Cocer al vapor unas hojas de col, masajear suavemente la zona afectada y aplicar sobre ella las hojas, todo lo calientes que se puedan resistir sin quemarse. Cúbranse con una franela de lana para que conserven mejor el calor. Este tratamiento se repite una hora después con nuevas hojas.

l) Al bañarse mantenga inmerso un trozo de coral.

m) El apio contiene ciertas propiedades que pueden neutralizar el ácido úrico. Consuma grandes cantidades de apio ya sea crudo o al vapor. Si este vegetal no es de su gusto y le resulta desagradable cuézalo a fuego lento por 15 minutos y tómese el agua por lo menos tres veces al día.

n) Haremos mención de la creencia der que los gatos los dolores artríticos. Se debe colocar al gato sobre la rodilla o la parte dolorida. Al parecer su efecto curativo es cierto, ya que está relacionado con la electricidad generada por el pelo de gato.

o) También se puede elaborar una combinación en un vaso de agua caliente una cucharada de vinagre de sidra y una cucharada de miel sin procesar. Tómese antes de cada comida y antes de acostarse y sentirá la mejoría.

ASMA: Es donde los conductos bronquiales se estrechan, y se inflaman segregando gran cantidad de mucosa, lo que hace muy difícil la respiración, y disminuye sensiblemente la cantidad de aire que llega a los pulmones. El Asma es causada a alergias o a problemas emocionales. Veamos algunos remedios para este problema:

a) Cortar en rodajas 35 gramos de regaliz y dejarlo en un litro de agua durante 24 horas. Tómese este preparado cuando sea necesario.

b) Cortar una manzana en rodajas y echar sobre ellas agua hirviendo. Dejar reposar durante 20 minutos antes de tomar esta infusión.

c) Consumir mucho ajo crudo en abundancia y fumar la piel seca que recubre la piel de los ajos.

d) Está comprobado que las manzanas son capaces de curar la mayoría de las enfermedades respiratorias entre ella el asma. Es necesario comer por lo menos seis manzanas al día.

e) Hervir varias papas sin pelar en trozos y aspirar el vapor.

f) Hágase un cocimiento de tres gramos de hojas de eucalipto en 100 mililitros de agua. Tómese tres veces al día, este remedio actuara como sedante del sistema nervioso, calmando el ansia, facilita la respiración y evita a la vez el espasmo de los músculos respiratorios.

g) Para eliminar la sensación de ahogo presione sobre la frente un trapo muy frio

h) Meter ambas manos en agua helada. Si se siente mejoría permanecer así por 15 minutos.

i) Cuando sienta los primeros síntomas de un ataque de asma pélese rápidamente un ajo y partirlo en rodajas finas. Seguidamente mézclese con una cucharada de miel y consúmalo.

j) Tomar cuatro cucharadas de sábila antes de cada comida prosiga este tratamiento por varias semanas.

k) Pelar los dientes de tres cabezas de ajos. Hiérvalos a medio litro de agua en fuego lento, en un recipiente que no sea de aluminio. Cuando lo ajos ya estén blandos y el agua se haya reducido a la mitad sáquelos y póngalos en un recipiente de cristal. Al agua se le pondrá un vaso de sidra con medio vaso de miel. Hierva a fuego lento hasta que alcance la consistencia de un jarabe. Entonces verter este jarabe en el frasco donde se pusieron los ajos. Cúbralo y deje que repose toda la noche. Tómese cada mañana en ayunas un diente de ajo y una cucharada de jarabe.

l) Reduzca en polvo hojas de salvia, y fúmelas ya sea en cigarros o en pipa cuando le venga un ataque de asma.

m) Poner dos vasos llenos de semillas de girasol en dos litros de agua, y dejar hervir hasta que el agua se haya reducido a la mitad. Después cuélese separando loas semillas y mezclar dicha agua con medio litro de miel. hiérvase nuevamente hasta que adquiera la consistencia de un jarabe. Tomar una cucharadita antes de cada comida.

n) Hágase un cocimiento de seis gramos de hojas y flores de gordolobo en 150 mililitros de agua. Este es muy eficaz para descongestionar los capilares de los tejidos capilares.

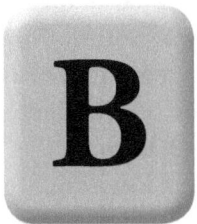

BOTULISMO: Se define como una intoxicación de origen alimenticio causada por una toxina de germen que provoca ligeros síntomas digestivos pero simultáneamente esto provoca manifestaciones nerviosas de carácter paralitico en los músculos de los ojos, trastornos en la palabra, en la deglución incluso en colapsos respiratorios y circulatorios que pueden llegar a causar la muerte. Los alimentos más contagiables son: las carnes, y los embutidos incluyendo también el queso. Sin embargo es preciso **NO** consumir ningún alimento que haya cambiado de color, o de consistencia de olor. Por tal razón recomendamos:

a) Mientras se avisa al médico se deberá estimular al vomito (titilaciones de la campanilla, tomar agua salada etc.) y posteriormente se administrara un purgante como el ricino.

BRONQUITIS: Se define como la inflamación de los conductos que llevan el aire a los pulmones, la cual entre otros síntomas genera flemas, tos y dificultades respiratorias. La bronquitis aguda puede durar de días a dos semanas, y es causada por un virus. Suele ser peligrosa para personas ancianas, y enfermas del corazón. La bronquitis crónica se prolonga durante meses, y puede ser causada por el humo del tabaco o por contaminación ambiental. Veamos a continuación algunos remedios:

a) Disuelva una cucharada de resina de pino chica y una cucharada grande de miel en un vaso de leche caliente. Agregue una gota de aceite de lavanda tómese un vaso de este preparado tres veces al día. También es útil para curar el asma acompañada con tos.

b) Corte tres cebollas en rodajas tras quitarles la capa externa póngalas en una olla y añadir un clavo, una cucharada de azúcar morena, y una ramita de tomillo. Agregue el agua hasta que haya cubierto todos los ingredientes, y un poco más y cocer a fuego lento por lo menos dos horas. Cuélese y presiónese la cebolla para que desprenda todo el líquido. Se utilizara medio vaso de este líquido agregándole igual cantidad de leche caliente. Tómense de dos a tres tasas al día.

c) Tome tres veces al día un cocimiento de malva de 50 gramos de raíces y hojas en un litro de agua. La malva hace desaparecer la inflamación de la mucosa, calma la tos y favorece la expectoración.

d) Tómese en ayunas y antes de acostarse un cocimiento de avena de 100 gramos de tallos y granos en medio litro de agua. La avena desinflama todas las mucosas del cuerpo, por lo cual es útil en las congestiones hepáticas, y en las enfermedades del riñón además de las vías urinarias.

e) En las bronquitis agudas con sequedad, congestión, y dificultad para expectorar, resulta muy útil tomar una infusión de culantrillo, pues esta hierba estimula todas las expectoraciones corporales. Aplíquela solo en adultos.

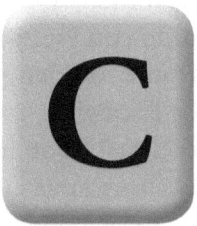

CAIDA DEL CABELLO: Aunque el cabello no tiene acción alguna sobre el individuo en su salud, la importancia psicológica es grande. Hasta hoy ni la misma ciencia ha obtenido respuesta alguna de este fenómeno a tal grado de solucionar este problema e incluso a detener la caída del cabello cuando esta comience a manifestarse. Ahora bien veremos algunos remedios naturales que pueden ayudar a este problema:

a) Mezcle un poco de vodka con una cucharadita de pimienta de cayena molida y masajearse el cuero cabelludo diariamente con esta mezcla.

b) Macere en un litro de alcohol durante cuatro días dos cebollas grandes en rodajas. Masajearse el cuero cabelludo con este remedio todos los días antes de acostarse.

c) Poner nueces verdes en alcohol, en la porción de 100 gramos por cada medio litro, y dejarlas durante varios días. Cuando sea friccionado este alcohol en el cuero cabelludo favorecerá el crecimiento del cabello, lo hará más oscuro.

d) Para detener la caída del cabello, y favorecer su crecimiento, frótese pulpa de sábila hasta dejar que se seque sobre la cabeza, y después aclarando con agua.

e) Frótese el cuero cabelludo con aceite de hígado de pescado. Haga esto en una noche por semana y enjuáguese al día siguiente.

f) En un recipiente de boca ancha que contenga un litro y medio de alcohol se agregaran 30 gramos de romero y la misma cantidad de raíces de ortiga y bardana. Es necesario macerar durante quince días. Frótese el cuero cabelludo con esta combinación por lo menos una vez al día. Los cabellos débiles cobraran fuerza, y si las raíces no están muertas nacerán nuevos cabellos.

g) Maceras durante siete días en un litro de alcohol o aguardiente 20 gramos de hojas de romero y 20 gramos de abrótano macho. Frótese el cuero cabelludo con esta mezcla.

h) Ralle finamente una raíz de jengibre, y caliéntela un poco. Después extiéndala por la calvicie, y cubra la cabeza con un gorro de baño. Es necesario dejarla por lo menos media hora. Repita este procedimiento hasta que salga el pelo.

i) Tome cada día cuarenta gotas de extracto de trébol rojo, y con una mezcla de vinagre y te de salvia aclárese el cabello.

j) Se dice que frotando las uñas de los dedos de la mano derecha con las uñas de la mano izquierda, no solo se detendrá la caída del cabello sino que también crecerá con abundancia, y por si fuera poco se evitaran las canas.

CABELLO CON BRILLO: Para tener un cabello brilloso bata cuatro claras de huevo, frótelas sobre el cuero cabelludo y déjelas secar. Después lave el cabello y enjuáguelo con una combinación a partes iguales de ron y agua de rosas. Este es uno de los mejores limpiadores, y además se le atribuye un brillo único.

CABELLO EXESIVAMENTE GRASOSO: después de lavárselo aclárelo con agua en la que habrá diluido con el zumo de dos limones.

CABELLO SECO: ponga mayonesa en el cabello y déjela por 15 minutos antes de enjuagarse. La mayonesa es un excelente humedecedor y acondicionador del cabello.

CALAMBRES: comúnmente los calambres en los pies y piernas son producidos por deficiencia de potasio. A continuación veremos algunos remedios:

a) Tomar dos cucharadas de miel con cada comida.

b) Consumir dos o tres plátanos diariamente, masticándolos muy bien.

c) Masajearse las plantas de los pies con aceite de oliva.

d) Introducir los pies en agua caliente.

e) Tomar cada día una infusión de tomillo.

f) Aplique sobre el musculo acalambrado un trozo de metal frio, lo que es un remedio eficiente para algunas personas (no para todas). Para esto lo más apropiado es usar una cuchara o una hoja de un cuchillo.

g) Tomar diariamente un té de jengibre de un cuarto de una cucharada de agua.

CALCULOS BILLARES: Para este problema existen estas opciones de tratamiento:

a) para eliminar estos cálculos de la vesícula se tomaran cinco litros de zumo de manzana puro al día durante dos días consecutivos, sin beber o comer cualquier cosa. Tres días después solo se tomara en la mañana medio vaso de aceite de oliva. Vuelva a tomar alimentos sólidos poco a poco. Este remedio es muy eficaz para los cálculos del riñón.

b) Comer solamente pomelos y jugo de estos hasta lograr la eliminación completa de estos.

c) Beber un vaso de aceite de oliva y un vaso de jugo de limón puro.

d) Ayune durante tres días en los que solamente se tomaran tres cucharadas de aceite de oliva, seguida de otra de zumo de limón.

e) Tomar té de raíz de grama y de menta.

f) Tome una cucharada de jugo de perejil solamente al levantarse cada mañana, y después repetir varias veces más durante el día. Si el sabor fuerte del perejil le es muy molesto puede combinarlo con jugo de zanahoria.

g) Tome antes de acostarse el zumo de dos limones. Luego acostarse sobre el costado derecho por veinte minutos.

CALCULOS DE RIÑON: Por lo regular los cólicos nefríticos originados por los cálculos suelen avisar unos días entes de producirse, con un ligero dolor en los riñones o sensación de dolor o en cualquier sitio del tracto urinario. A continuación veremos algunos remedios:

a) Cuando se sientan los primeros síntomas, y antes de que el cólico se desencadene, tómese un vaso de zumo de limón recién exprimido en el que se habrá exprimido un huevo de pava sin la cascara. Se deberá de tomar por lo menos dos veces al día. En ayunas y la segunda dosis en la tarde.

b) Tome varias infusiones de zumo de manzana y hojas de aguacate en grandes cantidades.

c) Consuma en gran cantidad o en píldoras algas de fucus.

d) Para cuando se sientan los dolores es muy efectivo tomar un te cargado de tila, borraja, cabellos de maíz, y flor de azar.

e) Cocer en 100 gramos de hojas de abedul en un litro de agua, y tómense tres tasas al día. Este remedio es útil para la cistitis, y la uretritis.

f) Mezcle medio litro de leche y medio litro de vino. Quite la nata que se forme, y agregue un buen puñado de flores de manzanilla. Posteriormente póngalo al fuego hasta que se disuelva totalmente. Tome una taza al día de preferencia cuando se sientan los dolores.

g) Tome tres veces al día una infusión preparada de bayas de enebro molidas de leche de cabra.

h) El tomar abundante jugo de pepino puede a que pasen las piedras.

i) La abstinencia a los alimentos sólidos temporalmente, tomando solo zumo de manzana.

j) Hierva una cucharada de linaza en un litro de agua. Deje que enfrié, y tome una taza cada tres horas.

CALLOS: Así como ojos de gallo causados por los zapatos estrechos. Para estos cuadros haremos mención de los siguientes remedios:

a) Frótese los callos con una cebolla cruda partida a la mitad después de haber tallado los callos suavemente con piedra pómez, pero sin desollarlos. Finalmente se les dará unos toques con tintura de árnica.

b) Ponga directamente sobre el callo un ajo machacado, esto favorece considerablemente su reblandamiento, su pronta curación.

c) Haga una masa de ajo con un poco de aceite de oliva, y cubra el callo con una gasa o vendaje

d) Machacar de cinco a seis aspirinas y mézclelas con una cucharada de agua, y una cucharada de jugo de limón hasta legar a hacer con todo esto una pasta. Aplique esto sobre los callos, seguidamente meter los pies dentro de una bolsa de plástico, y envolverlos con una toalla bien caliente. Esta combinación hará que la pasta penetre en la piel bien endurecida. Mantenga los pies durante 10 minutos. Después descubra los pies, y rasque la callosidad con una piedra pómez. Se desprenderá con facilidad.

CANAS: También conocidas como el pelo gris en América del Norte. Para este problema veremos el siguiente remedio:

a) Para evitar el surgimiento de las mismas tendrá que masajearse el cuero cabelludo con una combinación de jengibre, y clavo.

CANCER: Se define como un crecimiento anormal que infiere en los procesos corporales ordinarios. Ese crecimiento se desarrolla en extensión como un parasito, invadiendo los órganos vitales, acaparando los nutrientes esenciales, y socavando al sistema inmunológico, hasta que sucumbe el enfermo a la muerte debido a esta causa. A continuación daremos algunos remedios para ayudar a combatir este mal, y claro con el permiso del médico del enfermo, así mismo este pudiera servir como ayuda al tratamiento médico que este siguiendo en la actualidad si es el caso:

a) Consuma grandes cantidades de jugo de col recién exprimido, y posteriormente la orina.
b) No consumir carne ni alimentos de origen animal, azucares, pan blanco, y comer grandes cantidades de frutas y verduras crudas, masticando concienzudamente. (las verduras se pueden tomar al vapor).
c) Consuma grandes cantidades de té de hierba de chaparral.
d) Hierva durante 10 minutos corteza de pau d' arco (palo de arco). Luego deje reposar otros diez, posteriormente se toma. Tome muchas tasas al día.
e) Comer todos los días espárragos cocidos.
f) Beber 20 gotas de trébol rojo cada mañana.
g) Elabore la formula alcohol aloe vera, y miel. Para esto se necesitan: medio kilo de miel pura de abeja (deberá tener cuidado con las imitaciones que contienen azúcar a grandes rasgos), dos hojas grandes o tres pequeñas de sábila (aloe vera), y tres cucharadas de cualquier vino. Primero quite el polvo y las espinas a las hojas de sábila, pero sin quitarles la cascara, rebánese en cuadros, y

posteriormente muélalo todo en la licuadora hasta que se haga una masa viscosa (este no deberá colarse) guárdese en un envase oscuro bien cerrado, puede guardarse dentro o fuera del refrigerador. Dosis: tómese tres cucharadas al día, 15 minutos antes de cada comida. Si aparecen granos o abscesos después de haber tomado la bebida es buena señal, y si no se obtienen los resultados deseados aumente la dosis hasta 4 cucharadas, cuando termine el tratamiento guarde un receso de siete días antes de comenzar con otro.

CANCER DE PIEL: A continuación los siguientes remedios:

a) Un tratamiento muy efectivo para controlar todo tumor maligno externo es: aplicar sobre el tumor que se quiere eliminar un trozo de papa hervida, y machacada, a lo más caliente que se pueda resistir. Cuando la papa se enfrié, remplácela por otra caliente. Repita el tratamiento cada noche.

b) En un sartén ponga a tostar diario 5 cucharadas de linaza, y después licuarlas en un litro de agua. Tome esta agua durante dos días seguidos, y descanse quince días.

c) Aplique un emplasto de papaya fresca, y machacada.

d) Caliente en un recipiente dos kilos de manteca de puerco, sin sal agregue ruda tierna. Batir nueve huevos, y añádalos bien. Cuando el preparado se ponga oscuro retire las hierbas, y deje enfriar. Aplique en los lugares sospechosos de cáncer.

e) Hierva medio kilo de higos verdes en dos litros de leche de vaca. Cuando comiencen a estar tiernos sepárelos, y que sigan hirviendo a fuego lento en otro recipiente hasta que se conviertan en una pasta. Cada doce horas aplique dicha pasta sobre la parte afectada, durante ese tiempo se van a tomar cuatro vasos de la leche. Antes de dos días el cáncer de piel se abrirá, y comenzara su curación.

CANSANCIO FISICO Y MENTAL: Para este problema tenemos la siguiente recomendación:

a) Mezcle un litro de buen vino con 25 gramos de hojas de romero, 20 gramos de hojas de salvia, y 20 gramos de miel. Póngalo 20 minutos en baño María, y posteriormente déjelo enfriar. Tome un vaso antes de cada comida.

CASPA: Para este problema de los puntos blancos del cabello veamos los siguientes remedios:

a) Caliente unas cucharadas de aceite de oliva, mójese el cabello un poco, aplique el aceite caliente sobre el cuero cabelludo. Póngase un gorro de baño, y deje reposar el aceite durante 30 minutos, posteriormente lave y enjuague el cabello con shampoo anticaspa.

b) Elabore una infusión con 100 gramos de romero, y otro tanto de salvia en un litro de agua. Déjela reposar durante 24 horas. Después de lavado el cabello enjuague con esta agua.

c) Disolver 30 gramos de azufre en un litro de agua. Sacúdalo bien cada pocas horas, y masajearse bien la cabeza con este líquido preparado cada mañana. Al cabo de una semana la caspa habrá desaparecido.

d) Con una licuadora o exprimidor extraiga el jugo de ortigas frescas. Procure extraer por lo menos 100 gramos. Después agregue 40 gramos de aceite de ricino, y frótese con esta mezcla el cuero cabelludo tres veces al día. Procure usar guantes para manipular las ortigas.

e) Lávese la cabeza con medio litro de remolacha al que se habrá añadido medio litro de agua, y una cucharada de sal. Al igual que pasa con las nueces verdes, la remolacha también oscurece el cabello.

f) Luego de lavarse la cabeza, enjuague el cabello con te de bardana o de salvia.

g) Extraiga con (guantes puestos) una buena cantidad de ortigas, cuézalas en agua. Póngale un poco de vinagre (una cucharada por litro). Utilice esta agua para enjuagarse.

CATARATAS: Veamos algunos remedios para este problema ocular:

a) Aplique aceite de ricino. Para esto solo bastara mojarse el dedo con el aceite, y untar suavemente el borde del ojo hasta que por fin se deslice al interior. Si al mes no consigue los resultados deseados aplique aceite de linaza prensado en frio.

b) Aplique de dos a tres gotas de agua marina filtrada (no usar del agua de mar de las costas contaminadas) haga esto una vez en la mañana, y aplique la segunda dosis antes de acostarse.

c) Ralle una papa pelada. Envuélvala en una gasa, aplíquela cada día durante media hora o más en el parpado cerrado. aunque lo mejor sería dejarla toda la noche. También puede prensar una papa, y aplicarse dos gotas en cada ojo. Use una papa nueva cada día.

d) Otra opción es la miel natural no procesada. Aplíquese con un cuenta gotas o bien untado el borde del ojo hasta penetrar por si misma al interior.

e) Con un gotero deposite una gota de orina en el ojo cada día.

f) Deposite sobre el ojo cada día pulpa de aloe vera.

CELULITIS: básicamente es una acumulo de agua, y grasa que confiere a la epidermis su inconfundible aspecto de piel de naranja. Por lo regular ocurre en las partes altas de los muslos, las caderas, los glúteos, y la parte superior de los brazos. Además es de más incidencia en las mujeres que en los hombres. A continuación veremos algunos remedios:

a) Consuma perejil crudo en grandes cantidades, en las ensaladas o de cualquier otra forma. Pero las mujeres embarazadas o que estén en la lactancia deberán consumir muy moderadamente esta hierba.

b) Frote la zona afectada con agua de castaño. Para elaborar este remedio hierva un puñado de hojas tiernas de castaño en un litro de agua, deje reposar por un rato, después filtre, y déjela enfriar totalmente. Los resultados se verán en pocos días.

c) Beba cada noche antes de dormir una infusión de cabellos de maíz.

d) Junte un puñado de pétalos de árnica, y otro de caléndula (lávense muy bien, asegúrese de que queden libres de tierra o insectos). Póngalos en un recipiente de cristal y póngales una cascara de limón rallada. Mueva cuidadosamente los ingredientes manualmente o con una cucharada de madera sin que entren en contacto con nada metálico. Ponga el doble de volumen de aceite de oliva, y deje este recipiente al sol por 28 días agitándolo diariamente. Después de este plazo se colara, y se deberá guardar en un envase oscuro. Úsese como loción de baño, y como aceite de masaje.

e) Durante estos tratamientos consuma gran número de frutas y verduras, y reduzca el consumo de sal.

CIATICA: Para este problema veamos algunos remedios naturales:

a) Elabore una cataplasma de lúpulo, y aplíquesela a todo lo que pueda resistir. hervir la hierba durante 10 minutos, y luego envuélvala en una gasa cúbrala con un paño de lana para que conserve mejor el calor. No tire el agua, pues servirá para humedecer la hierba cuando esta se enfrié.

b) Haga un masaje en la zona afectada con una mezcla de jengibre molido, y aceite de sésamo.

c) Aliméntese con perejil, y alfalfa germinada, y aplique externamente hierbas como el mastuerzo, y el sauco.

d) Haga un masaje el punto central del talón, atrás, justo en el ángulo. (es preciso insistir con algún aceite de masaje)

CICATRICES: para esta situación tenemos las siguientes sugerencias:

a) Aplique dos veces al día miel sobre la zona afectada. La mejoría vendrá en la segunda semana. Si usted estimado lector es constante la piel llegara a regenerarse hasta el punto de que la cicatriz no sea visible.

b) También puede aplicar otras sustancias como: pulpa de aloe vera, aceite de ricino, y manteca de coco, todo esto directamente aplíquelo sobre la cicatriz.

CIRCULACION: para los problemas de circulación veamos algunos remedios:

a) Tome un vaso de agua en el que previamente habrán revuelto una pizca de pimienta de cayena molida.

b) Para la circulación de los pies introduzca estos cada noche en un recipiente de agua caliente en la que previamente haya disuelto pimienta roja.

c) Mezcle un cuarto de raíz de jengibre molido en 2 litros de agua muy caliente, introduciendo después los pies en el agua. Lo esencial es que se pongan rojos. Después séquelos cuidadosamente con una toalla.

CISTITIS: para esta infección tenemos el siguiente tratamiento:

a) Consuma en grandes cantidades arándanos
b) Consuma infusiones de cola de caballo, píldoras de ajo, e infusión de cabello de maíz.

COLERA: veamos cómo tratar este mal:

a) Trate de consumir ajo, y si el sabor, y olor es molesto puede remplazarlo por las píldoras del ajo.

COLESTEROL ALTO: Para este problema que aqueja a millones tenemos los siguientes remedios:

a) Coma cada mañana un vaso de jugo de manzana en ayunas.
b) Beba un vaso de vino blanco con cada comida.
c) Consuma yogurt natural en altas cantidades.
d) Consuma semanalmente más de medio kilo de cebollas, y más de 15 dientes de ajo.
e) También los vegetales como las coles de Bruselas, brócoli, y cualquier tipo de col, el diente de león las zanahorias crudas, la alubia, las espinacas, la berenjena, el pomelo la alfalfa, las almendras, las nueces, el polen, el aceite de oliva, y el aceite de linaza. Pero el ajo posee excelentes cualidades curativas para bajar los niveles de colesterol.

COLICOS HEPATICOS: para los cólicos tenemos la siguiente sugerencia:

a) Por lo regular una infusión de manzanilla es suficiente.

COLITIS: para este problema tenemos este remedio natural:

a) Hierva durante 45 minutos en 3 litros de agua 25 gramos de arroz, 25 gramos de cebada, 25 gramos de avena, 25 gramos de trigo. (todos estos cereales preferentemente molidos). Tome entre tres, y seis vasos diarios.

COMEZON EN LA PIEL: a continuación la siguiente sugerencia:

a) Para curar la picazón aplique sobre la zona afectada alguno de estos elementos: pulpa de aloe vera, zumo de limón, vinagre de sidra, infusión de tomillo fría, arcilla jugo de cebolla o zanahoria recién preparado. En el caso de las partes genitales tanto como el limón como el vinagre serán diluidos en agua.

CONJUNTIVITIS: para este problema de ojos veamos los siguientes remedios:

a) Lávese los ojos con te de crisantemos o con una infusión de manzanilla. Los dos hacen desaparecer la irritación de la mucosa ocular.
b) Haga un cocimiento de pétalos de rosa (20 gramos de pétalo por cada medio litro de agua). Y aplíquelo en los ojos con un gotero.
c) Aplique sobre el ojo cerrado una cataplasma de cebolla recién machacada, y manténgala por 15 minutos.
d) Aplique a los ojos jugo de limón, al comienzo se siente escozor pero la mejoría es increíble.
e) Puede lavarse los ojos con ruda, lechuga, y llantén.

CONTUSIONES: estas marcas azuladas se forman al romperse los capilares sanguíneos debajo de la piel, haciéndose así hemorragias internas. A continuación daremos algunos remedios para las contusiones también llamadas "moretones":

a) Lave, y corte varios limones en trozos pequeños, con todo, y piel. Póngalos en una cacerola, cúbralos con agua, y haga que hiervan durante algunos minutos. Después retire la cacerola del fuego, y déjela reposar hasta que se enfrié. Guárdelo después en el refrigerador, en una botella o en algún recipiente que pueda cerrar herméticamente. Tome un vaso de dos a tres veces al día.

b) Este remedio le quitara el moretón en media hora. Para esto necesita un huevo y una moneda de plata (si no es de plata **NO** servirá) tendrá que cocer el huevo hasta que se ponga duro, y quítele la cascara rápidamente. Después mantenga el huevo vertical, presione sobre el canto de la moneda hasta que quemar la piel, se aplicara el huevo con la moneda dentro sobre la zona contusionada, y permanecerá por media hora. Así mismo el huevo absorbe el moretón. Y cuando parta el huevo para recuperar la moneda notara que la yema ha adquirido un aspecto extraño.

c) Elabore una pasta con perejil molido, y mantequilla. Frote con esto suavemente la zona contusionada.

d) Aplique sobre la parte contusionada una compresa de papa recién rallada. Renueve con frecuencia.

e) Para los ojos moreteados masajéelos suavemente con aceite de ricino cada hora. Esto calma el dolor, alivia la hinchazón, y repone los tejidos.

f) Para los dedos machacados meta rápidamente el dedo en agua muy fría, manténgalo durante medio minuto. Luego sáquelo, y apriételo ligeramente, elevando las dos manos por encima de la cabeza. Permanezca así otro medio minuto. Repita el tratamiento cuantas veces sea necesario. Esto disimulara el dolor, la hinchazón, y tal vez evitara que la uña se ponga negra.

g) Haga una infusión de orégano (una cucharada en un vaso de agua). Deje que repose durante 10 minutos, y después envuelva el regano en una gasa, y aplíquelo sobre la zona afectada. Cuando se seque humedézcalo con infusión caliente. El orégano alivia el dolor e inflamación.

h) En una botella o recipiente de boca ancha que contenga litro, y medio de alcohol, ponga 15 gramos de cada una de estas hierbas: romero, orégano, tomillo, melisa, y salvia bien desmenuzadas o cortadas en pequeños trozos pequeños. Déjelas durante 15 días.

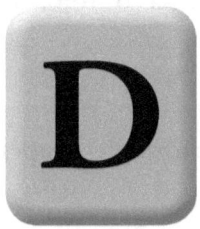

DEDOS AMARILLOS: Por lo regular este problema se les presenta a los fumadores empedernidos. Veamos algunas sugerencias para darle solución a este problema:

a) Friccione sus manos fuertemente con agua oxigenada para desaparecer estas manchas.

b) Para evitar que se formen frótese las manos con alcohol, esto impide la formación de estas manchas causadas por la nicotina.

DEDO GORDO DEL PIE CON DOLOR: Si este no es causado por una uña enterrada, este dolor es un aviso de gota o también llamada "*la enfermedad del rey*". Ante esta situación usted deberá evitar las bebidas alcohólicas, la carne grasosa, pescados, y mariscos. Lo mejor es abstenerse de todo tipo de carne. A continuación el siguiente remedio:

a) Beba antes de acostarse una infusión de cabellos de maíz, (para más información, véase gota).

DEPRESION: Para esta situación existen los siguientes remedios:

a) Tomar infusión o píldoras de la hierba de San Juan o como se le conoce en los países de habla inglesa "*Saint John worth*".

b) Para aliviar la depresión coma 2 plátanos bien maduros cada día

c) Coma chocolate.

d) También la manera de vestir tiene mucho que ver vista ropa de colores anaranjado, rosa o rojo. Pero deberá evitar los tonos oscuros o grises.

DERMATOSIS: En este cuadro de erupciones cutáneas. Tenemos los siguientes remedios:

a) Ponga a cocer un puñado de hojas de morera (las de los gusanos de seda), y todavía calientes aplíquelas sobre la zona afectada con la ayuda de un pañuelo para conservar el calor. Cuando se enfrié remplace la cataplasma por otra caliente, ya que siempre se debe aplicar caliente.

b) Aplique la pulpa de aloe vera (también llamada sábila) sobre la zona afectada. Si este problema está muy localizado. Lo más apropiado es conseguir una hoja grande y ancha de por lo menos tres años, corte un trozo, y ábrala por la mitad con un cuchillo. Sujete esto sobre la zona afectada con una venda o gasa. La curación vendrá pronto.

DESCALCIFICACION: Para este problema tenemos los siguientes remedios:

a) Se tomara un huevo de cascara blanca limpio, y se depositara en la taza, después se llenara esta taza con jugo de limón dejándola así toda la noche. Por la mañana se retirara el jugo restante de esta maceración (será un poco espeso) se ingerirá en ayunas aunque su cascara será más delgada, el huevo quedara intacto, y quedara intacto, y podrá usarse para cocinar. Tómese 9 días seguidos y descansara otros 9.

DIABETES: Para la ya llamada enfermedad de la sed tenemos los siguientes remedios:

a) Consuma regularmente la pulpa del aloe vera (sábila).

b) Hierva en un litro de agua dos nopales (antes quíteles las espinas, y el polvo, una calabacita tierna, y las pieles de diez tomates verdes. Después deje reposar toda la noche. Tómese como agua de tiempo durante 90 días.

c) Elabore vino de salvia para bajar el nivel de azúcar en la sangre. Hierva 100 gramos de hoja de salvia en un litro de cualquier vino durante dos minutos. Deje que se enfrié, y cuele. Tome un vaso después de cada comida.

d) Tome todos los días tres infusiones de té de eucalipto, el cual posee propiedades antidiabéticas que hasta hoy han sido ignoradas por algunos autores de libros de herbolaria.

e) Tome tres tazas cada día de una infusión preparada de 1\4 de hoja de aguacate, una hoja de eucalipto, y una hoja de nogal.

f) Beba te de malvavisco.

g) Beba te de pau d' arco o de hojas de fresal.

h) Consuma regularmente alcachofas.

i) Tome cada día dos tazas de infusión preparada con flores de trébol, y diente de león.

DIARREA: para esta situación recomendamos el siguiente remedio:

a) Coma tres plátanos al día.

b) Tome te de salvia.

c) Tome te de malvavisco.

d) Tome te de menta.

e) Tome te de regaliz.

DIARREAS INFANTILES: Para este mal tenemos la siguiente opción:

a) Hierva por media dos vasos de arroz en litro, y medio de agua. Use esta agua para combinarlo con leche en polvo para biberones, y papilla.

DIENTES FLOJOS: a continuación las siguientes sugerencias:

a) Vierta un litro de agua sobre un puñado de perejil deje reposar por 30 minutos, después cuele el líquido, y póngase en refrigeración. Tome tres vasos al día.

b) Para parar una hemorragia después de una extracción, introduzca una bolsita de té de agua hirviendo, después exprímala para eliminar el agua, y dejar que se enfrié. Después póngala junto a la herida, manteniéndola en tal lugar entre 15, y 30 minutos.

c) Después de una extracción es necesario enjuagarse la boca con un cocimiento de malva. Esto calma el dolor, y alivia la inflamación.

DOLOR DE CABEZA: Aunque estos tienen origen por muchas causas daremos algunos remedios tradicionales:

a) Póngase hojas grandes en las sienes, en la frente, y nuca. También, úntese en los oídos jugo de remolacha. Las hojas de col las puede usar crudas, y cocidas. Si las utiliza cocidas será indispensable que las deje enfriar totalmente.

b) Aplíquese sobre la frente o en la zona de la cabeza afectada, un pañuelo blanco empapado de vinagre hasta que desaparezca el dolor.

c) Frótese sobre la cabeza, y las sienes la parte interior de un limón, y después sobre la parte afectada, y sujétela con un trozo de esparadrapo.

d) Tome una cucharada de miel con media cucharada de jugo de ajo.

e) Presione el dedo pulgar sobre el paladar durante varios minutos, y en puntos diferentes.

f) Masajéese la nuca suavemente de los dedos.

g) Agite los brazos, y las manos vigorosamente. Hacer esto fluye más sangre a los brazos, descongestionando la cabeza, y el remedio será al instante.

h) Sumerja el pie izquierdo en una palangana con agua caliente, y el derecho con agua fría.

i) Frótese las sienes con loción de romero, y tenga cuidado con los ojos.

j) Báñese con agua templada, tome a la vez te de menta.

k) Pulverice en un mortero corteza de sauce, cortar un puñado de hypericum en trozos pequeños. Hierva a fuego despacio durante 15 minutos, una vez que se enfrié cuélelo, y tómelo tres veces al día. Si así lo quiere endúlcelo con miel.

l) Tómese una cucharada de miel. Si el dolor no desaparece, tómese otra cucharada, y dos vasos de agua.

m) Si el dolor de cabeza se encuentra en la zona de un ojo, ponga una piza de ropa en el lóbulo de la oreja de ese mismo lado.

n) Ponga los pies en un recipiente de agua muy caliente en la que se habrán diluido dos cucharadas de mostaza en polvo. Simultáneamente aplíquese un pañuelo mojado con agua, y vinagre a partes iguales. Este pañuelo podrá aplicarse después en la nuca.

o) Mezcle un vaso con agua, y otro con vinagre de sidra, y póngalo a hervir. Cuando empiecen a salir vapores échese una toalla por la cabeza para que no se escapen los vapores, y aspírelo por lo menos 80 veces por 10 minutos. Tenga cuidado para que no se prenda la toalla.

DOLOR DE ESTOMAGO: Este puede ser causado por diferentes circunstancias tales como: gastritis, acides, indigestión o de origen nervioso. Si usted ignora la verdadera causa del dolor puede tratarlo con cualquiera de los siguientes tratamientos:

a) Hervir una cebolla con leche, y tómese este preparado muy caliente.

b) Tomarse una taza de manzanilla.

c) En una ducha caliente deje que le caiga agua al estómago durante 15 minutos, y el dolor desaparecerá en pocos minutos.

DOLOR DE FRENTE: Este remedio es en el caso de que el dolor sea en la frente, detrás de las cejas o entre los dos ojos, el cual aumenta en temporada de frio, y al tratar de leer, y escribir.

a) En el caso de que usted padezca sinusitis crónica. Frótese las cejas con un diente de ajo, este deberá estar fresco, y vierta en cada una de las fosas nasales aceite de eucalipto.

DOLORES MENSTRUALES: Para esta molestia el siguiente tratamiento:

a) Tome te dé raíz de angélica.

DOLORES DE MUELAS: Para esta molestia los siguientes tratamientos:

a) Para tener una dentadura saludable, y sana por el resto de su vida, usted tendrá que disolver en la boca algunos granos de sal marina al levantarse en la mañana.

b) Para jamás sufrir dolores de muelas también es indispensable que después de bañarse séquese cuidadosamente las manos antes que otra parte del cuerpo.

c) Pele un diente de ajo, y únteselo en la parte adolorida.

d) Parta una cebolla a la mitad, y asela en un comal o superficie metálica. Aún caliente la cebolla aplíquela al pulso de la muñeca del lado de la muela adolorida, cuando la cebolla se enfrié el dolor se habrá ido.

e) Mójese un dedo con tintura de mirra, y masajee con el diente o la parte adolorida.

f) Aplique a la oreja del lado que sufre el dolor una compresa de algodón empapado con agua muy caliente. Consérvesela puesta durante 10 minutos. Después fricciónese la oreja con agua de colonia hasta que su pabellón se ponga muy rojo.

g) Tome té de manzanilla bien cargada en la que habrá disuelto una pizca de sal. Tómelo lentamente, y gradualmente sentirá el alivio.

h) Con una bolita de algodón aplíquese esencia de tomillo en el diente o parte adolorida. Esto aliviara el dolor, y evitara la infección con la acción antiséptica del tomillo.

DOLORES NERVIOSOS: Para estos el siguiente remedio:

a) Este remedio es para aquellos dolores de origen físico difíciles o imposibles de encontrar: Corte dos puñados de raíces de valeriana en fragmentos pequeños, y póngalos en un recipiente de cristal. Ponga un clavo, las pieles de una naranja, y una ramita de romero. Después agregue sobre esto un litro de buen vino blanco. Cierre el frasco herméticamente, lo dejara reposar durante 28 días. Luego cuele el líquido, y consérvelo en una botella cerrada. Tómese una copa tres veces al día.

DOLORES DE OIDOS: Esta situación molesta es causada por diversos factores de infección, mareo o infiltración de agua, y para eso los siguientes remedios.

a) Para aliviar el dolor frótese la oreja con un trozo de franela roja.

b) Moje un pedazo de algodón en aceite de maíz poniéndole pimienta negra molida. Después introduzca el algodoncillo en la oreja adolorida.

c) Introduzca al oído una bolita de lana de oveja recién trasquilada sin lavar.

d) Con un gotero deposite unas gotas de orina aún caliente en el interior del oído, y después tápese el oído con una bolita de algodón.

DOLORES EN LOS OJOS: Si este es ocasionado por polvo, y existe lagrimeo tenemos el siguiente consejo:

a) Pellízquese con delicadeza el parpado superior con los dedos pulgar e índice, y manténgalo por un minuto sobre el parpado inferior. Con esto las lágrimas limpiaran las impurezas. Y si el dolor fuera muy intenso frótese el otro ojo. Esto le dará el alivio.

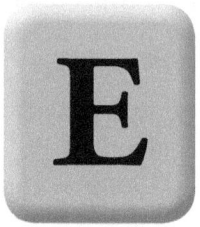

E

EBRIEDAD: también conocida como borrachera existen los siguientes remedios:

a) Un té de la hierba tabaquillo también llamada "te de monte" hace desaparecer la gastritis, y nauseas provocados por el abuso del alcohol, por este razón esta hierba se le conoce como la hierba del "borracho". De ser posible utilícese esta hierba fresca porque al secarse pierde cualidades.

b) Para desintoxicar el organismo por el alcohol, recomendamos comer pepino crudo en grandes cantidades. Por su gran contenido de erepsina que reduce drásticamente los efectos del alcohol.

ECCEMA: Para este cuadro de infección los siguientes remedios:

a) Primeramente deberá tener una alimentación sana, de no ser así **NO** se lograra la curación. Evite las grasas animales, rigiéndose bajo una alimentación vegetariana, evitando los azucares refinados, y pan blanco. Definitivamente será indispensable consumir alimentos, y hierbas depurativas como: achicoria, sanguinaria, apio, diente de león zarzaparrilla, y berros.

b) Coma dos papas crudas de tamaño mediano. El eccema desaparece en una semana.

c) Elabore una pasta de manteca de cerdo, y azufre aplique esto en la zona afectada. Evite a toda costa todo contacto con la ropa.

d) Consuma levadura de cerveza, y tome leche de cabra.

e) Aplique sobre la parte afectada aceite de pescado, cúbrala con una franela, y de sobre ella unos golpecitos suaves.

f) también puede aplicar sobre la parte afectada yema de huevo caliente, pulpa de aloe vera, arcilla hojas de col machacadas, y hojas de bardana fresca machacadas.

ENCIAS SANGRANTES: Para esta molestia los siguientes remedios:

a) Con un dentífrico con base de flúor aplíquese después de cada comida agua hirviendo a la que habrá agregado diez gotas de tintura de árnica.

b) Enjuáguese la boca muchas veces al día con te de salvia roja.

EMPACHO: Para esta molestia el siguiente remedio:

a) hierva cinco gramos de corteza u hojas de guayabo, póngales una ramita de manzanilla, y otra de hierba buena, y un trocito de canela. Tome esté preparado cono agua de tiempo durante tres días.

b) Consuma agua de tamarindo.

ENFERMEDADES VENEREAS: Para estos males la siguiente recomendación:

a) tome grandes cantidades de zarzaparrilla.

ENVENENAMIENTO: Para esta situación degradante tenemos las siguientes opciones:

a) En el caso de que se haya ingerido un veneno que no sea corrosivo lo primero que tiene que hacer es tomar algo que le provoque vomito como por ejemplo: tomar un vaso de leche o agua caliente con unas cucharadas de sal, y hacer titilar la campanilla del paladar para incitar el vómito. Posteriormente lleve al envenenado al centro de salud más cercano inmediatamente.

b) Si el envenenamiento es por algún líquido corrosivo **JAMAS** deberá de vomitar ni provocar el mismo porque la substancia caustica ingerida actuaria dos veces, quemando nuevamente el tubo digestivo al ser remolineada. Lo más apropiado seria neutralizarla con un contraveneno químico. Si se trata de un ácido se administrara un alcalino: bicarbonato sódico diluido, leche de magnesia, magnesia en polvo, u otro cualquier alcalino. Cuando la sustancia ingerida sea alcalina como: detergente, lejía, o sosa se deberá administrar vinagre, jugo de limón o naranja.

c) En toda situación de envenenamiento el consumo de leche o de varias claras de huevo disminuirá la acción del veneno.

d) Para todo tipo de veneno tómese una cucharada de arcilla disuelta en un vaso de agua inmediatamente después de haberse ingerido el veneno, a la media hora otra. Repita la dosis cada hora, y a la séptima la persona envenenada estará fuera de peligro.

EPILEPSIA: Para este padecimiento el siguiente remedio:

a) Tome tres gramos de raíz de valeriana en polvo, y agregue miel.

ERISIPELA: Para esta enfermedad de piel dolorosa, y contagiosa tenemos el siguiente remedio:

a) Ralle dos cebollas, y diez dientes de ajo. Póngales el jugo de seis limones, y medio vaso de agua. Mezcle esto bien, y deje reposar esto media hora. Aplíquese en forma de compresas que se renovaran cada dos horas. Tome baños de sol, y moje la zona afectada con jugo de limón.

ESPARADRAPO: Para este padecimiento el siguiente remedio:

a) Llene un trozo de algodón de aceite vegetal, y páselo sobre el esparadrapo el cual se despegara solo.

ESTREÑIMIENTO: Para este trastorno digestivo los siguientes remedios:

a) Frótese el vientre con aceite de oliva en movimientos circulares, siguiendo el sentido de las agujas del reloj.

b) Tomar diariamente dos cucharadas de sábila. Recomendamos mezclarlas con miel para neutralizar su sabor amargo.

c) Tomar dos tasas al día de infusión de hojas de fresno.

d) Tome el jugo de medio limón diluido en un vaso de agua caliente.

e) consuma papaya diariamente, de preferencia en el desayuno, en el postre (en la tarde) y después de la cena. De esta forma el estreñimiento tendrá que ceder.

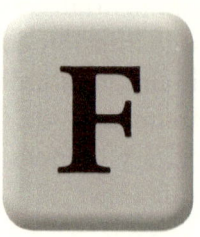

FALTA DE FERTILIDAD: A la que también se le conoce como "esterilidad" Para esta situación existen los siguientes tratamientos:

a) Para hombres. Y mujeres que están en esta circunstancia se les recomienda tomar diariamente una cucharada de aceite de semillas de zanahoria, y otra de aceite de trigo.
b) Consumir alfalfa abundante, y tratar de consumir algas habitualmente.
c) Las mujeres deberán evitar la cafeína, y el alcohol.
d) Los hombres deberán comer al día un puño de semillas de calabaza, y por lo menos una zanahoria.

FIEBRE: Para este mal los siguientes remedios:

a) Frote el cuerpo con una mezcla de alcohol, y vinagre. También moje algunos trapitos en esta mezcla, y póngalos sobre la frente. Cámbielos cuando se calienten.
b) Aplique rodajas de papa cruda en las plantas de los pies
c) Aplique rodajas de cebolla o ajo en las plantas de los pies.
d) Aplíquese una pasta de harina mezclada con vinagre en las plantas de los pies.
e) Beber jugo de uva en abundancia recién exprimido.
f) Batir la clara de un huevo con una cucharada de azúcar, y un vaso de agua. Después de haber terminado este preparado puede tomarlo enseguida.

FLAUTULENCIA: Para esta situación existen los siguientes remedios:

a) Tómese una taza de té de menta muy cargado pero tendrá que hacerlo caminando, ya que esto le dará mejor resultado.

b) Diluya una cucharada de anís en medio vaso de agua, y después de preparar este remedio puede tomarlo enseguida.

c) Ponga al fuego medio litro de agua. Cuando hierva aplíquele una cucharada de laurel. Déjelo hervir por diez minutos más. Luego tómese, y cuélese en pequeños sorbos.

d) Deberá comer despacio, y evite las comidas carbónicas (que contienen carbohidratos).

e) Tome con el estómago vacío dos semillas de mostaza al día. Al siguiente día tome cuatro, y así sucesivamente hasta llegar a doce. Luego disminuirá dos semillas al día. Después de este tratamiento será indispensable seguir tomando las semillas por cierto tiempo.

FLEBITIS: Para este mal existen los siguientes remedios:

a) Hierva 50 gramos de linaza en tres litros de agua durante 20 minutos. Después cuele con un paño, exprima bien las semillas para que desprendan todo el mucilago. Báñese la zona afectada con este líquido tibio o en forma de compresas.

FRACTURAS: también conocidas como roturas o contracturas, y para esto el siguiente tratamiento que le ayudara a que calcifiquen los huesos:

a) Antes de dormir, tómese un huevo de cascara muy limpia, y deposítelo en el interior de una taza. Luego llene la taza con jugo de limón, déjela así toda la noche. A la mañana siguiente se le quitara el líquido restante de este preparado, el cual se beberá en ayunas. La cascara del huevo será más delgada pero aun así el huevo podrá utilizarse para cocinar. Tómese durante nueve días, y descanse otros nueve.

FORÚNCULOS: Estos granos gruesos inflamados rellenos de pus que por lo regular se forman en la parte trasera del cuello, axilas, ingle, y glúteos, en la mayoría de los casos es la consecuencia de una infección bacteriana. Si brotan con regularidad pueden ser producto de una dieta inadecuada, y es resultado de resistencia baja a las infecciones o hasta puede ser producto de diabetes.

a) Tomar té de trébol rojo, y ortigas, dos veces al día.

b) Aplique cataplasma de zanahoria cruda: combine zanahoria rallada con germen de trigo o harina, y aplique sobre el fornícalo envuelta en una gasa.

c) Aplique cataplasma de cebolla asada: Corte la cebolla asada por la mitad, y aplíquela caliente sobre el forúnculo a una temperatura que usted aguante. De tener usted mucha hambre se puede comer la otra mitad de la cebolla. O puede guardarla para la siguiente sesión de tratamiento.

d) Corte un higo por la mitad, caliéntelo, y aplíquelo sobre la zona afectada.

e) Aplique de dos a tres veces al día agua caliente sobre el forúnculo. De esta manera el agua caliente hará circular la sangre a grandes rasgos, y expandirá los vasos sanguíneos, y simultáneamente las células blancas que acuden a destruir los gérmenes de la infección. Utilice un algodón con alcohol o yodo también de dos a tres veces al día. De ninguna forma pellizque o exprima los forúnculos, ya que esto empeorara el problema pues este mal se extenderá así. Por en contra mantenga la zona afectada limpia.

f) Ponga a cocer 80 gramos de ortigas en dos litros de agua por 30 minutos. Póngalo a enfriar, y tome dos vasos al día.

g) Tome tres píldoras de ajo tres veces al día.

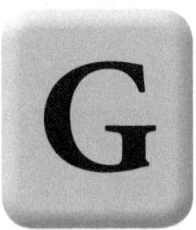

GASTRITIS: Esta es una inflamación aguda o crónica de la mucosa del estómago. Lugar exacto donde comienza la procesión de los alimentos. De no ser tratado este mal debidamente, después de cierto tiempo esto puede causar ulcera, y peor aún cáncer. A continuación los siguientes remedios:

a) Chupar el regaliz, este descongestiona la mucosa del estómago, y calma los dolores.
b) Tome lentamente un vaso grande de leche descremada combinada con azúcar, pues esta mezcla actúa favorablemente en las paredes del estómago calmando los dolores.

GASTROENTERITIS: Los síntomas más comunes son: diarrea, dolor abdominal, vómitos fiebre, y deshidratación. Y por lo regular es causada por ingerir alimentos en descomposición. Para esto

a) Permita los vómitos, pero tendrá que tomar abundante jugo de limón
b) Elabore un cocimiento de 50 gramos de semillas de linaza en un litro de agua. El resultado de este cocimiento tendrá que tomarlo abundantemente.

GINGIVITIS: Para este problema el siguiente remedio:

a) Hacer gárgaras con infusión de corteza de encino. Para hacer esto hierva 40 gramos de corteza de encino en un litro de agua.

Esto descongestionara las mucosas de la boca, y desaparecerá las hemorragias.

GOTA: O también llamada "enfermedad del rey". Para este terrible mal tenemos los siguientes remedios:

a) Un buen remedio para este mal son las fresas, las cuales comerá únicamente fresas durante tres días. O de otra forma haga permanentemente un ayuno semanal consumiendo fresas.
b) Consuma dos veces al día cerezas negras, y manzanas maduras, de las cuales les comerá la piel, semillas, y todo.
c) Deje en cada noche una cucharada de lentejas en un vaso con agua cubierto. En la mañana cuélelas, y tómese el agua. Siga este tratamiento por lo menos durante tres meses,
d) Hierva 100 gramos de raíz de bardana en dos litros de agua o cerveza por cinco minutos, cuélese, y tómese los dos litros durante el día entre las comidas.
e) Beba tres veces al día un vaso de cocimiento elaborado con tres cabezas de ajo en un litro de agua.
f) Si el dolor es en los pies deberá bañárselos con un cocimiento de sauco bien cargado.
g) Por nueve días seguidos tome el jugo de tres limones bien exprimidos. E inicie el tratamiento nuevamente después de descansar por una semana.
h) Cocer a fuego lento 35 gramos de semillas de alfalfa en un litro de agua por media hora. Deje que se enfrié, cuele, y tómese por lo menos 4 vasos al día. Al ir mejorando podrá ir reduciendo gradualmente las dosis.
i) Aplique sobre el lugar adolorido una cataplasma de hojas de malva, previamente calentadas, y machacadas sobre un sartén u otra superficie caliente. Cubra con un trapito de lana.

GRANOS: Para estos problemas cutáneos los siguientes remedios:

a) Aplique sobre los granos un trozo de tomate bien maduro o un trozo de pan empapado de leche. Déjelo sobre el grano toda la noche, con la ayuda de una gasa de algodón o venda.

b) Consumir ajo en abundancia o también puede tomar píldoras de ajo en abundancia.

GRIETAS EN LOS LABIOS: Para esta molesta situación tenemos el siguiente remedio:

a) Estas desaparecen inmediatamente aplicándoles mucilago que es el que rodea las semillas de membrillo.

GRIPE: A continuación los siguientes remedios:

a) Agregue en un litro de vino tinto 50 gramos de hojas de romero, y póngalo al fuego lento durante 10 minutos sin dejar que llegue a hervir. Después retírelo del fuego, cúbralo, y déjelo enfriar. Tome una cucharada cada dos horas.

b) Mezcle el jugo de un limón, un pomelo, y una naranja, agregue una cucharada de miel, y póngalo a calentar moviéndolo frecuentemente con una cucharada hasta que hierva. Después añada una copa de su bebida favorita. Bébalo, y acuéstese rápidamente, bien abrigado.

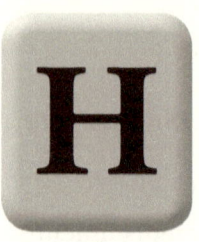

H

HALITOSIS: Esta es la enfermedad del mal aliento que puede ser originada por problemas gástricos o por muelas con caries, problemas intestinales o deficiente higiene bucal. Por tal razón es muy importante que después de un buen cepillado de dientes, también se cepille la lengua. Para evitar el mal aliento el cual suele ser provocado por una comida abundante en especias o en alimentos de olor fuerte como el ajo, y la cebolla. Y para esta vergonzosa situación los siguientes remedios.

a) Mastique por buen rato perejil o clavo.

b) Consuma caramelos blandos sabor a café.

c) En cada mañana, 30 minutos antes de tomar algún desayuno consuma melocotón de carne amarilla. El azufre que contiene esta fruta purifica el sistema digestivo, y refresca el aliento.

d) Después de cada comida enjuáguese bien la boca con un vaso de agua en el que previamente habrá aplicado 20 gotas de agua oxigenada.

e) Si usted tiene las encías inflamadas o/y sangrantes, aplique dos cucharadas de salvia roja en medio litro de agua. Llévela a punto de ebullición, y después déjela reposar por 20 minutos. Use este cocimiento como enjuague bucal varias veces al día. (este remedio no es apto para mujeres embarazadas.

f) Las hojas de dente de león, en especial las más amargas contienen una clase de clorofila muy eficaz capas de desodorizar el aliento.

g) Tome una cucharada de polvo de carbón purificado el cual puede encontrarlo en farmacias bien surtidas. Diluya el carbón en un poco de agua, y limpiara el estómago e intestinos. Esto absorberá los malos olores.

HEMORRAGIAS: Para esta situación el siguiente remedio:

a) Para detener el sangrado sobre la herida aplique pimienta de cayena.

HEMORRAGIAS INTERNAS: si la sangre que está en las disposiciones es roja brillante, esto indica que procede de algún vaso o hemorroide rectal que se ha desangrado. Aunque es alarmante a veces no suele ser nada grave, y el problema desaparecerá solo en unos pocos días. Pero si la sangre es de color oscuro, esto indicara problemas mayores. En este caso en especial la hemorragia proviene de más arriba del tubo digestivo. Para este problema los siguientes remedios:

a) Consumir papaya en abundancia. Es muy eficaz para todo problema intestinal.
b) También los cocimientos de raíz de fresa llantén, ortiga, y rosal son útiles para este problema.

HEMORROIDES: Este padecimiento es muy frecuente en los adultos no vegetarianos, esto se trata de una dolorosa inflamación de las venas varicosas del recto. A continuación los siguientes remedios:

a) Mientras persiste la inflamación causada por hemorroides es crucial el no consumir alimentos excitantes como carnes rojas, pan blanco, azúcar refinada, y bebidas alcohólicas. Por en contra usted deberá alimentarse a base de jugos de frutas, y verduras. Pero cuidado el jugo de pomelo en exceso provoca las hemorroides.
b) aplique sobre las hemorroides pula de sábila (aloe vera).
c) También podrá aplicarles directamente hielo.
d) Para que el dolor desaparezca aplique una cataplasma de queso fresco tres veces al día.
e) De una papa pelada corte una porción en forma de supositorio e introdúzcalo en el recto.
f) Coma cada día un puerro hervido (en la tarde o en la cena) con 5 almendras crudas. Mastíquelas por lo menos unas 70 veces cada una.
g) Al acostarse introducirse un ajo pelado en el recto.

h) Elabore un cocimiento de semillas de linaza como resultado usted obtendrá un líquido mucilaginoso con propiedades antinflamatorias, y calmantes. Lo más apropiado seria aplicarse en forma de lavativa.

i) Haga un emplasto con un poco de mantequilla, y un trozo de fresa machacada, y aplíquelo sobre la parte afectada.

j) Tome te de castaño de indias tres veces al día.

k) Tome dos veces al día te de salvia.

l) Tome de una a dos tazas de gordolobo al día. 50 gramos de hojas, y flores en un litro de agua.

m) El sanador americano Edgar Cayce recomienda el siguiente ejercicio: Primeramente manténgase de pie separando las piernas a distancia de 25 cm con las manos a ambos costados del cuerpo. Levante las manos hacia el techo. Inclinase hacia adelante hasta tocar el suelo o lo más cerca de él que se alcance sin doblar rodillas, y finalmente vuelva a la misma posición. Repita este ejercicio 40 veces después de cada comida.

HERIDAS: Veamos algunas formas de detener el sangrado de las heridas, y su pronta curación:

a) Lávese la herida con una infusión de eucalipto (20 gramos de hojas de eucalipto en un litro de agua. Este remedio también es efectivo para llagas, y ulceraciones.

b) Tome cada mañana en ayunas jugo de dos a tres limones.

c) Inmediatamente después de haber sido producida la herida póngase arcilla pulveriza sobre ella, y cúbrala con un gran emplasto de barro arcilloso la cual se vendara con firmeza. Mantenga este emplasto durante dos horas. Después se lavara la herida con agua en la que usted habrá disuelto con sal, y limón. Después aplique una compresa de arcilla. Si usted sospecha que hay extraños cuerpos en la herida continúe con los emplastos hasta que no quede ni una duda. Todas las sustancias extrañas quedaran absorbidas por la arcilla, y luego se hallaran en ella.

HERNIA: Para estos problemas el siguiente remedio:

a) Según los naturistas experimentados una hernia que tenga menos de dos años se puede curar fácilmente con emplastos de arcilla fríos de más de un centímetro de grosor, y algo más grandes sobre la parte afectada. Deberá remplazarlos cada cuatro horas. De no ser posible esto ponga en su lugar una almohadilla de algodón preparada a este fin. La hernia tendrá que sujetarse todo el tiempo con un vendaje adecuado hasta que se cure completamente. En la mañana, y en la noche se dará un masaje en la parte afectada con aceite de oliva, y ajo picado, pero el masaje tendrá que dárselo otra persona, pues el paciente tendrá que estar tendido. Cuando el enfermo no tenga el vendaje se abstendrá todo tipo de trabajo, movimiento, y esfuerzo. Conforme el paciente vaya progresando en su curación podrá disminuir la frecuencia de los emplastos.

HERPES: Este virus reside permanentemente en algunas personas que son vulnerables genéticamente. Hasta en algunas ocasiones parece que ha desaparecido, este tiende a volver a aparecer por motivo de estrés emocional o físico. Para este molesto virus los siguientes remedios:

a) Cuando las ampollas empiecen a brotar combinadas estas con el dolor, aplique de inmediato emplastos de arcilla. Renueve los emplastos cada dos o tres horas. Vaya reduciendo la dosis a medida de llegar a un solo emplasto cada 24 horas. Continúe hasta obtener la curación.
b) En una vasija de medio litro de agua ponga un cuarto de linaza (si es molida mejor) y déjela toda la noche. Con la masa mucilaginosa que se forme haga una cataplasma que se aplicara sobre la zona afectada. Cambie cada cuatro horas hasta obtener la curación.
c) Aplique miel de abeja, y tome un par de cucharadas al día.
d) Tome te de salvia en abundancia.
e) Aplique hojas de llantén machacadas en cataplasma en la zona afectada.
f) Para el Herpes en los genitales, aplíquese pula de sábila (aloe vera) directamente sobre la zona afectada. Con unas cuantas aplicadas se puede aplicar el Herpes de forma definitiva.

HIDROPESIA: Para este padecimiento los siguientes tratamientos:

a) Coma calabaza cruda, ya sea rallada o en trozos. La podrá acompañar con jugo de limón pero sin sal en absoluto. También se puede beber su jugo recién extraído.

b) Macere 50 gramos de bayas de enebro en un litro de buen vino blanco por una semana. Cuélese, y tómese tres veces al día.

HIPO: La definición más apropiada para este malestar es una contracción espasmódica del diafragma musculo plano que separa el tórax del abdomen. Y aunque casi todo mundo lo hemos padecido, y desaparecido en pocos minutos. A continuación los siguientes remedios:

a) Elabore una masa con mostaza, y vinagre. Con esta masa úntese la lengua. El hipo deberá de desaparecer en un par de minutos.

b) Ingerir una cucharada de azúcar normal (sola)

c) Masajee la parte de atrás del paladar con un bastoncito de algodón durante un minuto.

d) Masticar un poco de hielo.

e) (En los hombres) mantenga un trozo de hielo junto a la manzana de Adán.

f) Aguante la respiración, incline el cuello hacia atrás todo lo que se pueda, y contar hasta 10. Después exhale, y tome un vaso de agua.

g) Colóquese una bolsa grande de papel, apretándola con las manos hacia el cuello a fin de ajustar lo más herméticamente posible. Respire de 4 a 5 veces de una forma relajada. Después se puede retirar la bolsa de la cabeza.

h) Hunda con fuerza el dedo en la boca del estómago mientras que se cuente hasta setenta en voz alta.

i) Levante la lengua hacia el cielo del paladar, todo lo que atrás se pueda, y manténgala por tres minutos.

j) Inhale un poco de pimienta hasta estornudar. Cuando se estornuda se corta el hipo.

k) Tomar cualquiera de estas infusiones: anís, hinojo, tila, y la valeriana.

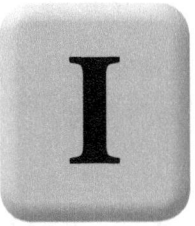

IMPOTENCIA MASCULINA: Para este bochornoso problema tenemos los siguientes remedios:

a) Consumir en abundancia semillas de calabaza.
b) Mastique un trozo de raíz del árbol de canela o puede ser de raíz de *piper cubebba,* haga esto por buen rato, y después la erección durara todo el tiempo que desee.

INCONTINENCIA URINARIA: Este es un problema que prevalece en los niños que después de los dos años dejen de orinar la cama. Algunas veces este problema tiene origen de carácter psicológico, y es por eso que los niños lo padecen más que las niñas, además estos son muy sensibles, y emotivos. Para este mal daremos los siguientes remedios:

a) Suministrarle al niño en la comida hojas, y raíces de dientes de diente de león. Estas se pueden comer crudas o cocidas. También se pueden cortar en trozos, y tostarlas para usarse en vez de café.
b) Tomar tres vasos de infusión de damiana.
c) El niño deberá masticar una porción de canela antes de acostarse.
d) Evitar que el niño no vea televisión una hora antes de acostarse.
e) Haga al niño ir al baño antes de acostarse, y suminístrele una cucharada de miel antes de dormirse. Pero cuidado, no le suministre miel a los niños menores de un año.

INDIGESTION: Esta puede ser provocada por los excesos en la comida, aunque también puede tratarse de alguna reacción alérgica a cierto alimento. La infección está caracterizada por: dolor de estómago, acidez, nauseas, y vómitos. A continuación los siguientes remedios:

a) Consuma un rábano grande, el cual será suficiente para calmar los síntomas de la indigestión.
b) Consumir papaya en abundancia que tiene efectos sorprendentes en el terreno digestivo.
c) Consuma un trozo de piel de naranja o limón, y mastíquelo muy bien.
d) Ponga en un vaso de agua caliente una cucharada de miel con dos cucharadas de vinagre de sidra, combínelo muy bien, y después bébalo.

INFECCIONES DE GARGANTA: Para estos cuadros infecciosos los siguientes remedios:

a) Para infección por estreptococo aplique con el índice en las encías polvo de ratania (krameria triandra) o también puede usar salvia con equinacea. Después haga gárgaras con agua mezclada con sal marina.
b) Cuando comiencen a salir los primeros síntomas del dolor de garganta haga gárgaras de bicarbonato de sodio con jugo de limón, esta combinación la puede rebajar con agua. Haga esto lo más frecuente que se pueda.
c) Mastique un trozo de panal de miel todo el tiempo que sea posible.
d) Hierva a fuego lento un puñado de pasas en un vaso de agua por veinte minutos. Deje que se enfrié, y tómeselo con todo, y pasas.
e) Mezcle dos cucharadas de jugo de cebolla con una cucharada de miel. Tomar esta dosis cada dos horas.
f) Batir dos claras de huevo, y mézclelas bien con medio plátano, un cuarto de agua de rosas. Después agregue a esta mezcla cuatro cucharadas de jugo de apio, veinte gotas de vitriolo, y cincuenta gramos de miel. Haga gárgaras con lo que resulte.

INFLAMACION DE LAS MUCOSAS: Para este problema los siguientes remedios:

a) Elabore un cocimiento de semillas de linaza poniendo de cuatro a cinco gramos de linaza en cien mililitros de agua. Esto hará desaparecer la inflamación, la congestión, y el dolor. Muy útil en casos de estomatitis, gastroenteritis, rectitis incluso de hemorroides inflamadas.

INSOMNIO: Para la falta de sueño tenemos los siguientes remedios naturales:

a) el conservar los pies calientes ayuda al sueño tranquilo durante la noche. Por lo cual evite que el frio impregne a sus pies, de ser necesario use una botella de agua caliente o póngase calcetines gruesos.

b) Tome una infusión de hojas de naranjo antes de dormir.

c) Antes de dormir moje un trozo de algodón de almendras dulces, apriételo suavemente para que desprenda un poco de aceite, y después ubíquelo sobre el dedo gordo, y el segundo dedo del pie, conservándolo toda la noche.

d) Tome un vaso grande de leche mezclada con trigo candeal, esto contiene una gran cantidad de calcio, substancia que induce al sueño.

INTOXICACION DEL HIGADO: Para esta situación los siguientes remedios:

a) Tome durante nueve días seguidos tres vasos diarios de jugo de remolacha mezclado de algunas gotas de jugo de rábano o se le puede añadir algunas ralladuras de rabanillo.

b) Tome tres vasos de té de cabellos de maíz al día, al cual lo podrá acompañar con miel, y unas gotas de limón.

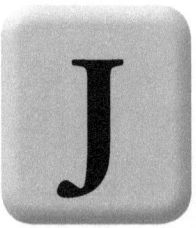

JAQUECA: Para los dolores de cabeza los siguientes remedios:

a) Para los dolores frecuentes de cabeza mastique una ramita de perejil muy bien, pues tiene el mismo efecto que la aspirina.

b) Respire la esencia de flor de heliotropo. La esencia de esta flor relaja, y estimula ciertos vasos sanguíneos cerebrales que cuando se contraen el fatal resultado es el dolor.

c) Ponga a hervir dos cebollas. Cómase una, y la otra aplíquesela en la parte adolorida en forma de cataplasma.

d) Corte una papa a la mitad, acuéstese, y mantenga las dos mitades en la frente bien pegadas.

e) Aplíquese en la parte adolorida dos o tres capas de hojas de col crudas, ya aplanadas para que así las nerviaciones no produzcan molestias. Repose sin moverse durante media hora, dejando las hojas apoyadas sobre la parte afectada, sin vendas.

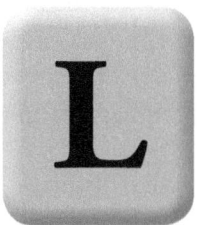

LEPRA: Esta enfermedad en los países más desarrollados ha sido cosa del pasado. Sin embargo en algunas regiones indígenas de América Latina y en algunas regiones aisladas en el mundo esta enfermedad persiste. A continuación veamos el siguiente remedio:

a) Para combatir este mal se pueden usar compresas de mangle de hojas o corteza de mangle rojo machacadas, y cocidas. De esta forma las manifestaciones cutáneas se retrasan o se retienen. El mangle se encuentra en las zonas pantanosas extensas.

LLAGAS: Estas manifestaciones cutáneas son la consecuencia de una deficiente circulación sanguínea. Para esta situación los siguientes remedios:

a) Elabore una mezcla de clara de huevo sin batir, y aplíquela directamente en las llagas.
b) Mezcle una cucharada de leche de magnesia con agua oxigenada para hacer un emplasto, y aplíquelo directamente en la llaga.
c) El enfermo deberá someterse a una dieta donde los alimentos contengan poca grasa, poca azúcar, y poca sal.

LLAGAS EN LA BOCA: Para esta situación los siguientes remedios:

a) Enjuáguese varias veces la boca con infusión de caléndula.
b) Enjuáguese varias veces la boca con agua en la que se ha diluido sal marina.

69

c) Evite las bebidas gaseosas como sodas, y refrescos. Enjuáguese la boca con agua en la que se ha diluido pimienta de cayena.

LUMBAGO: Para este mal los siguientes remedios:

a) Aplique en toda la zona lumbar tres capas de hojas de col machacadas calientes (a una temperatura que se pueda aguantar) después se recubrirán con un tejido de lana, y luego véndese. Deberá permanecer así toda la noche. Continúe con el tratamiento hasta que los dolores hayan cedido, con el fin de evitar caídas.

b) Mezcle un puñado de corteza de sauce, otro de corteza de abedul, y otro de ortigas. Ponga sobre ellos un litro de agua hirviendo, deje que repose unas tres horas. Después cuele, y tome tres veces al día a temperatura ambiente. Esta infusión se puede aplicar sobre la parte afectada. En este caso se empapara una gasa con la infusión, luego aplíquela en la zona afectada, cúbrala con un paño de lana. Se recomienda a la persona abrigarse bien, con prendas cálidas.

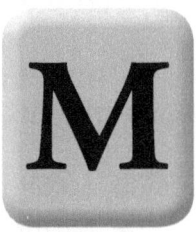

MAGULLADURAS: Para estas contusiones, golpes o moretones existe este efectivo remedio:

a) Aplique tintura de árnica en la parte afectada.
b) Aplique la planta fresca de árnica ya sean hojas y/o flores machacadas en compresas.

MALARIA: Esta enfermedad usualmente se da mucho en los lugares tropicales, y pantanosos. Específicamente es causada por un mosquito llamado "*anofeles*". Esta enfermedad se caracteriza por fiebres intermitente muy altas. Por lo cual pueden llegar a peligro de muerte. A continuación los siguientes remedios:

a) Administre al enfermo un diente de ajo cada hora.
b) Elabore un cocimiento con corteza del árbol de la quina (cinchona ledgeriana) que es de donde se obtiene la quina, medicamento utilizado por los habitantes de las zonas pantanosas, y tropicales para estos casos.
c) Puede complementar este tratamiento tomando infusiones de eucalipto, girasol, y cardo.

MANCHAS OSCURAS: lo más común es que aparezcan en zonas expuestas al sol, y la edad es un factor importante para su desarrollo.

a) Consuma por lo menos 100 gramos de arándanos frescos o en su lugar tómese algún extracto o mermelada de arándanos sin azúcar.

b) Frótese cada día un trozo de cebolla en la zona afectada durante tres o cuatro minutos. Aquí usted deberá ser contante.

MANCHAS ROJAS EN LA CARA: Para esta situación los siguientes remedios:

a) Aplíquese jugo de berros en la parte afectada muchas veces al día, pero de preferencia en la noche.
b) Macere tres cebollas cortadas en rodajas en un litro de vinagre por 15 días, y aplique el líquido con un algodón por las noches.

MAREOS: Estos se deben a diferentes circunstancias como: en el transporte terrestre, aéreo, marino, etc. Sin embargo concretamente su causa es una excitación temporal de los conductos semicirculares del oído interno, ya que este es en donde se controla nuestro equilibrio. A continuación los siguientes tratamientos:

a) Un remedio efectivo es el chupar un limón.
b) Aplíquese en el estómago, directamente en la piel un ramillete de perejil fresco al cual se le puede poner una gasa para ayudar a sostenerlo. Para así evitar las náuseas.
c) Mezcle en un vaso de agua una cucharada de raíz de jengibre molida, y posteriormente tómelo. (recomendado especialmente para antes de manejar un vehículo).
d) Presiónese la parte interior de la muñeca, a dos centímetros de la palma de la mano. Es crucial el presionar este punto hasta sentir sus efectos. Una idea buena seria colocarse una venda en la muñeca con una piedra en el centro para así facilitar el masaje. Este punto de acupresión es muy efectivo.

MENSTRUACION DOLOROSA: Para este cuadro los siguientes remedios:

a) Aplique al agua de su baño una taza de sal, y bicarbonato. Quédese en el agua por 20 minutos, y esto relajara sus músculos haciendo el dolor desaparecer.

b) No levantar cosas pesadas ni consumir ningún cítrico como limón, naranja, pomelo, lima ni tampoco vinagre.

c) Tome te de milenrama (una cucharada de hierva por taza) esto aliviara los dolores al instante.

d) Mastique semillas de hinojo.

MENSTRUACION DEMASIADO ABUNDANTE: Para este cuadro los siguientes remedios:

a) Hierva 40 gramos de bolsa de pastor en un litro de agua durante cinco minutos. Cuele, y tómese un vaso cada hora

b) Hierva 40 gramos de encino en un litro de agua durante cinco minutos. Cuele y tómelo con miel.

c) Para controlar la menstruación puede usar te de estáfate, y menta.

MIOPIA: Para esta situación la siguiente sugerencia:

a) Esta sugerencia consiste en pintar de verde su casa, y lugar de trabajo, ya que este científicamente comprobado que el color verde tiene efectos benéficos para quienes padecen de miopía.

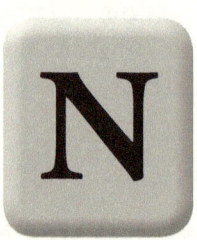

NARIZ ROJA: Esta situación en algunas personas usualmente se debe al consumo de vino. A continuación los siguientes consejos:

a) Aplique cada noche a su nariz una cataplasma de hoja de hamamelis maceradas en agua tibia durante diez minutos.

b) Tome extracto de castaño de indias.

NARIZ QUE SANGRA: Para los problemas de hemorragia nasal los siguientes consejos:

a) Para los niños que sangran sin ninguna razón usted puede suministrarles te de ortigas de dos a tres veces al día. Ponga de dos a tres cucharadas de ortiga en un vaso de agua hirviendo, deje reposar por quince minutos.

b) Anude una cinta roja alrededor del cuello en la que previamente se han hecho varios nudos. Además de esto aplique agua fría en la nuca o un trozo de metal frio.

c) Bata una clara de huevo, póngale agua de rosas, y alabastro en polvo. Moje un trozo de lino en la mezcla, y aplíquelo en las sienes dos veces al día.

d) Presione con el dedo el orificio nasal que este sangrando para así mantenerlo cerrado mientras que usted inclina la cabeza ligeramente hacia adelante.

e) Use jugo de ortiga extraído de hojas de esta planta tiernas. Moje con este jugo un pedazo de algodón e introdúzcalo en el orificio nasal que sangra.

NAUSEAS: Al igual que los vómitos son ocasionadas por mareos, estados anémicos, y desnutrición. A continuación los siguientes remedios:

a) Tome una infusión de anís verde.
b) Tome infusión de jengibre, también puede masticar el jengibre o tomarlo en tabletas.
c) Macere 150 gramos de simientes de hinojo en buen vino durante una semana, después cuélese y guárdese. Tómese una cucharada de este vino para calmar los vómitos.
d) Corte una cebolla a la mitad, y frótese ambos trozos en las axilas, y esto eliminara las náuseas, y los vómitos.
e) Tome infusión de menta.
f) Tome infusión de ajenjo.
g) Tome infusión de salvia.

NEFRITIS: Para este mal que consiste en la inflamación de los riñones tenemos los siguientes remedios:

a) Hierva medio litro de linaza, y tome dos vasos al día.
b) Tome te de grama o llantén como agua de tiempo.

NEUMONIA: Este padecimiento se manifiesta en los pulmones dando como sintomatología tos crónica, bronquitis, flemas, y fiebre. Para este cuadro infeccioso los siguientes remedios:

a) Machaque una cebolla, agregue harina de cebada, y vinagre hasta hacer pasta. Caliéntela, y póngala en un paño, que seguidamente se aplicara sobre el pecho del enfermo.
b) Complemente este tratamiento tomando te de eucalipto, y te de clavo.

NEURALGIAS FACIALES: Para este padecimiento los siguientes remedios:

a) Definitivamente el enfermo deberá someterse a una dieta vegetariana, y de ser necesario consuma los vegetales crudos.

b) Úntese dos veces al día cataplasmas de arcilla en la zona afectada, y en la nuca.

c) Tome infusión de manzanilla.

d) Tome infusión de menta.

e) Tome infusión de valeriana.

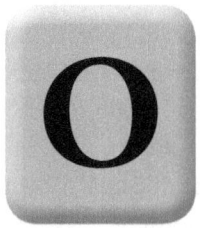

OBESIDAD: Para este mal que afecta a millones de personas en el mundo tenemos los siguientes remedios:

a) Macere durante 10 días 10 gramos de raíz de genciana partida en pedazos, y 10 gramos de piel de naranja amarga en un litro de vino. Tómese una copita de este preparado después de cada comida. Con este remedio, usted deberá de abstenerse de tomar todo tipo de bebidas gaseosas e irritantes como cervezas, y refrescos, en vez de eso usted tomara agua con un poco de limón.

b) Para adelgazar sin complicaciones, y sin dañar ningún órgano es tomar ben ayunas cada mañana un cimiento de hojas de malva de 25 gramos en medio litro de agua.

OJOS MORADOS: A continuación unos prácticos consejos para esta situación:

a) Aplique un trozo de hielo a la parte afectada.

b) Aplique un trozo de carne cruda.

c) Aplique rebanadas de papa cruda recién cortada en la parte afectada.

d) Cuando el golpe esta reciente masajee aceite de ricino sobre la parte afectada (la que se va a poner morada) repita el tratamiento cada hora. Este aceite agilizara el proceso de recuperación.

ORZUELOS: Estas son infecciones muy molestas de los parpados. Y para este cuadro infeccioso los siguientes remedios:

a) En este caso usted deberá buscar entre sus antigüedades, una llave antigua, y aplíquela al ojo de modo que vea atreves del asa, y repetir esta operación varias veces, pues de esta forma los dolores se detendrán, y a la misma vez el crecimiento del orzuelo se detendrá.

b) En dado caso de no contar con la llave también se puede usar un anillo matrimonial. Póngalo también sobre el ojo enfermo, y mirar por dentro del agujero.

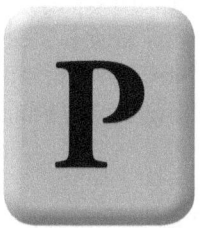

PALPITACIONES: Para las palpitaciones cardiacas por estados emocionales tenemos el siguiente remedio:

a) Tome una infusión de raíz de espárragos de 20 gramos de raíz en medio litro de agua, déjela reposar por lo menos media hora. Después tómese de dos a tres veces por día.

PARASITOS INTESTINALES: Veamos algunos remedios efectivos, y fáciles de usar para los parásitos:

a) Para los parásitos intestinales en los niños un remedio 100% efectivo es el ajo, ya sea en manera lavativa o como supositorio.
b) Tómese una cucharada de aceite de ricino en ayunas durante tres días seguidos. Esto terminara con las lombrices.
c) Corte tres dientes de ajo a cuadros muy chicos, póngalos en un vaso, y agregue agua muy caliente, tape, y deje reposar toda la noche. Al otro día agítelo otra vez, y cuélelo. Posteriormente beba el agua.
d) Tome en ayunas durante varios días seguidos un vaso de té de orégano preparado con 50 gramos de hojas, y flores por cada litro de agua. Nota: este remedio no es recomendable para niños de corta edad por su sabor irritante.
e) Agregue 20 gotas de aceite de tomillo en un té de canela. Esto expulsara todo tipo de parásitos.
f) Elabórese un cocimiento de granado silvestre, donde se cocerán 15 gramos de corteza de esta hierba en un cuarto de litro de agua,

deje que hierva hasta que el agua se haya reducido a dos terceras partes. Usted se tomara esto en ayunas, tres veces con media hora de separación. Dos horas después se tomaran de 25 a 30 gramos de aceite de reciño. Nota: no se aplique una dosis mayor ni se suministre a niños de muy corta edad o a mujeres embarazadas.

PECAS: Para esta situación el siguiente remedio:

a) Ponga a secar a la sombra cantidades iguales de pepino silvestre, y de raíz de narciso. Una vez que se sequen macháquelas hasta que se reduzcan a polvo muy fino, mezcle este polvo en coñac muy fino o brandy. frótese bien la cara hasta que comience a escocer. Luego lávese bien la cara con agua fría. Repita este tratamiento una vez al día hasta que las pecas hayan desaparecido.

PESADILLAS: Para los malos sueños los siguientes consejos:

a) Para este problema en los niños se recomienda que al acostarlos únteles ajo en la planta de los pies.
b) Para niños, y adultos coloque un imán debajo de la almohada, y esto loes librara de todo tipo de pesadillas.

PICADURAS DE ABEJA: Para las picaduras por este insecto veamos los siguientes remedios:

a) Primero retire el aguijón de este insecto con unas pinzas, si este se hubiese quedado enterrado en la piel. Después póngase vinagre en la parte afectada, o frótese un ajo o una cebolla recién partidos.
b) Aplíquese barro elaborado con tierra, y la propia orina.
c) Después de la picadura mójese la parte afectada, y frótese una aspirina.
d) Por si las picaduras hayan sido numerosas, machaque unas cuantas hojas de caléndula, póngalas en agua, beba de esta agua después aplique la pasta de estas hojas en la parte afectada.

PICADURA DE ARAÑA: Para esta situación el siguiente consejo:

a) Después de ocurrido el piquete es recomendable chupar para extraer el veneno al máximo, para así aspirar todo el veneno posible, y llamar rápidamente al médico.

PICADURA DE ESCORPION: Para los piquetes de escorpión el siguiente consejo:

a) En dado caso de que el aguijón se haya quedado clavado en la piel sáquelo con una aguja, tras efectuar rápidamente un torniquete sobre la parte afectada. Aplique un poco de geroseno, vinagre o trementina, luego machaque un ajo, póngaselo en la herida, y vende el ajo con la herida. Si se puede capturar el escorpión macháquelo convirtiéndolo en una pasta para que sirva de antídoto.

PICADURAS DE VIVORA: Para estas daremos los siguientes consejos:

a) Machaque varias hojas de guaco, y aplíquelas en la parte afectada. Y tome una infusión caliente preparada con esta hierba (una hoja en 100 mililitros) tómese cada tres horas.
b) usted puede aplicar lodo elaborado de tierra, y orina o saliva, y cuanto antes vea al médico.

PIE DE ATLETA: Para esta infección causada por un hongo que se reproduce en zonas cálidas, y húmedas como las que se encuentran ubicadas entre los dedos. Para este problema los siguientes remedios:

a) ponga medio litro de vinagre en dos litros de agua muy caliente e introduzca los pies en esta mezcla. Repita el procedimiento hasta la curación total.
b) Unte pulpa de aloe vera dos veces al día, una en la mañana, y otra en la noche.
c) Introduzca los pies en orina dos veces al día, una en la mañana, y otra en la noche.

d) Consuma ajo, y yogurt en abundancia para que la curación sea más rápida.

e) Disuelva cuatro cucharadas de sal en dos litros de agua caliente, e introduzca los pies durante 10 minutos. Practique este tratamiento diariamente hasta obtener la curación.

PIES CANSADOS Y ADOLORIDOS: Esto suele suceder cuando después de una jornada laboral los pies reclaman un descanso. A continuación los siguientes remedios:

a) Espolvoree un poco de pimienta de cayena en los calcetines o la puede frotar en las plantas de los pies.

b) En la noche antes de acostarse meta los pies en un recipiente de agua caliente, y manténgalos de 10 a 15 minutos, dándose masajes con jugo de limón. Luego enjuáguelos con agua fría, y séquelos muy bien.

PIES SUDOROSOS: Si los pies le sudan en abundancia veamos el siguiente consejo:

a) Use calcetines blancos, y lávelos con frecuencia.

PIOJOS: Para los piojos los siguientes remedios:

a) Elabore un cocimiento con 20 gramos de hojas frescas de ruda por cada medio litro de agua. Este remedio es solo de uso externo.

b) Hierva varios huesos de aguacate y una rama pequeña de ruda en un litro de agua. Aplique como loción en el cuero cabelludo después de lavar la cabeza.

PLEURESIA: Para esta situación el siguiente consejo:

a) Tomar cada hora cuatro píldoras llenas de pimienta de cayena molida hasta eliminar el dolor. Después tome abundante agua. Si este tratamiento le irrita deténgalo.

PRESION SANGUINEA ALTA: Para esta situación los siguientes remedios:

a) Hierva a fuego lento pieles bien limpias de cinco o seis papas en un litro de agua durante veinte minutos. Deje que se enfrié, y cuélese. Tómese de dos a tres vasos al día.

b) Coma un pepino al día o de ser posible tómese un vaso de jugo de pepino en el que se puede complementar un par de zanahorias, y un poco de perejil.

c) Tómese tres veces al día un cocimiento de ajo de dos cabezas por un litro de agua.

d) Elabore un cocimiento de hojas de morera en medio litro de agua por 10 minutos. Deje que se enfrié, cuélese, y tómese varios vasos al día.

e) Tome una infusión de culantrillo en ayunas por veinte días seguidos preparada de 25 gramos en medio litro de agua.

f) Vierta un litro de agua hirviendo sobre un puñado de hojas de olivo. Después cúbralo, y deje reposar por 15 minutos. Después cuélese, y agregue el jugo de 7 dientes de ajo. Tome durante una semana un vasito pequeño en la mañana, y otro en la noche. Después descansar una semana, y retomarlo en la siguiente. Alternando una semana si, y otra no.

PROSTATA: Este problema aqueja tan terriblemente a los hombres a través del tiempo. Se trata de la degeneración de la glándula que está en forma de rosquilla que se encuentra alrededor de la uretra. Si esta no se trata debidamente automáticamente se convierte en cáncer. Y para el problema de la próstata los siguientes remedios:

a) Licúese un limón entero con una ramita de perejil, y tómese este licuado diariamente en ayunas.

b) Consúmanse píldoras de saw palmetto (sabal serrualata).

c) Tome infusión de cola de caballo.

d) Tome infusión de cabellos de elote.

e) Consuma leche de coco.

f) Ponga a cocer a fuego lento 150 gramos de semillas de calabaza enteras en un litro de agua por veinte minutos, no será necesario el colar. Tómese un vaso tres veces al día o cuando haiga dolores. Y agítese antes de tomar.

g) Consuma al día un puñado de semillas de calabaza.

PSORIASIS: Para esta molesta enfermedad los siguientes remedios:

a) Disuelva en agua sal marina, lave con esta las partes afectadas por lo menos tres veces al día.

b) Usted deberá someterse a una dieta libre de alimentos vegetales, enlatados, azucares, y pan blanco, por en contra deberá de consumir frutas, verduras, y legumbres.

c) Bañe al enfermo con lodo de arcilla. Aunque este tratamiento es lento.

d) Aplique sobre la parte afectada aceite de ajo sobre la parte afectada.

e) Aplique pulpa de aloe vera sobre la zona afectada, y a la vez consúmanse tres cucharadas al día, las cuales se pueden combinar con miel.

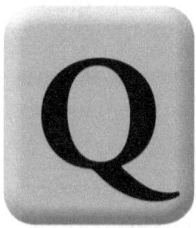

QUEMADURAS: Estas se clasifican según su intensidad, y cuantas capas externas de la piel han llegado a ser afectadas como las de primer grado que dañan la parte externa de la piel. Las de segundo grado que afectan las dos primeras capas de la piel, y hacen ampollas. Las de tercer grado son graves, y se requiere que un médico las revise. Para estas situaciones los siguientes consejos:

a) Aplique miel de abeja sobre la parte afectada. El dolor cederá sin amollas.

b) En el caso de quemadura en las yemas de los dedos por tomar algo caliente. Agárrese el lóbulo de la oreja de manera que el dedo pulgar entre en la parte de atrás, y el dedo o los dedos quemados entren en la parte delantera del lóbulo. Permanezca así por un minuto, y el alivio será sorprendente.

c) Aplique hojas, y flores de calabaza en forma de cataplasma directamente sobre la zona afectada. Esto regenerara los tejidos, y calmara el dolor.

d) Cuando estas sean por substancias químicas, lave las quemaduras con leche o con claras de huevo, luego neutralícelas con bicarbonato sódico o jugo de limón o vinagre diluido con agua. Después trátese con miel o aloe vera para la regeneración de los tejidos.

e) Combine aceite de linaza con una pequeña cantidad de agua de cal mitiga el dolor, y favorece toda clase de quemaduras.

QUEMADURAS POR RAYOS SOLARES: Para detener el deterioro de la piel por quemaduras por el sol los siguientes consejos:

a) Primeramente dese un baño de agua fría, y aplíquese pulpa de aloe vera.

b) Aplíquese miel de abeja.

c) Aplíquese aceite de germen de trigo.

d) Aplíquese rodajas de papa o tomate mojadas en leche.

e) Aplíquese una mezcla de vinagre de sidra, y agua a partes iguales.

f) Elabore un apasta de bicarbonato de sodio, almidón de maíz, y agua. Aplique esto en las zonas quemadas.

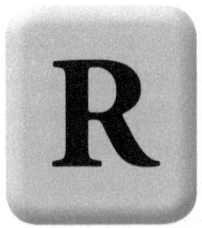

RASGUÑOS: Para estos el siguiente consejo:

a) Aplique una hoja de geranio a la cual se habrá extraído su epidermis.

RESACA: Para la resaca también llamada "cruda" en muchos países de Latinoamérica los siguientes consejos:

a) Corte un limón, y únteselo en las axilas.
b) Tome una cucharada de miel cada minuto por cinco minutos. Repita el tratamiento cada hora.
c) Tome infusión de jengibre.
d) Apriétese la parte carnosa que se encuentra entre los dedos pulgar e índice en ambas manos.
e) Consuma frutas, y verduras como mandarinas, naranjas, jugo de tomate, melón fresas, etc.
f) Tómese una copa del mismo vino que provoco la resaca. Este remedio no se puede aplicar si las bebidas fueron varias.

RESFRIADOS: A continuación los siguientes remedios para la gripe, y los resfriados que últimamente han estado muy de moda, afectando gran parte de la población mundial. A continuación los siguientes remedios:

a) Introduzca los pies en agua muy caliente en la que previamente usted ya haya echado mostaza guindilla u otra especia picante. El enfermo deberá tomar una bebida bien caliente combinada con miel, y limón. Acuéstese bien abrigado con buena cantidad de cobijas.

b) Para prevenir resfriados respire el perfume de las rosas.

c) Ponga en un recipiente caliente y con tapadera 30 gramos de raíz de malvavisco trozada, 15 gramos de hojas de pino 15 gramos de hojas de salvia, y 15 gramos de semillas de anís. Hierva un litro de agua, y échela al recipiente que tenga las hierbas, cúbralo con una tapa, y déjelo reposar por 20 minutos. Cuélelo, y tome tres vasos al día. (mañana, tarde, y noche).

d) Tome te de salvia muy caliente antes de acostarse.

e) Tome un jugo muy caliente con miel.

f) Hierva un buen puñado de semillas de girasol en un litro de agua hasta que quede reducida a la mitad. Luego retire el preparado del fuego, y cuele. Después agregue un vaso chico con 200 mililitros de ginebra, y una cantidad igual de miel. Tome seis cucharadas al día.

g) Antes de dormir ponga unas gotas de aceite de menta en un pañuelo, y manténgalo a la nariz.

h) Mezcle cuatro cucharadas de miel con cuatro cucharadas de vinagre. Tome una cucharada de esta mezcla cada hora.

i) Machaque ocho dientes de ajo. Caliente una porción de mantequilla hasta que se derrita, y mézclela bien con los ajos, y aplique la mezcla sobre las plantas de los pies, luego ponga papel, y posteriormente póngase los calcetines. Todo esto antes de acostarse.

j) Caliente una guja sobre una llama por unos minutos con el fin de desinfectarla, y después pínchese con ella exactamente en el punto medio entre el pulgar, y el índice, sin desangrar. Ponga alcohol para desinfectar el pinchazo.

k) Deje una cebolla cruda partida a la mitad sobre la mesa. Esto influye a favor de la recuperación del enfermo.

REUMATISMO: Para los dolores reumáticos tenemos los siguientes remedios naturales:

a) Ponga en un litro de agua 50 gramos de hojas de fresno, 20 gramos de menta. Hierva esto por tan solo un minuto. Deje que se enfrié, y cuélese. Tómese tres tazas al día. Usted se puede tomar este preparado con miel.

b) Aplique sobre las zonas dolorosas cataplasmas de ajo con un trapo de lana de color rojo.

c) Coma cada día diez aceitunas negras hasta lograr la curación. Muy efectivo según un médico siciliano.

d) Masajee tres puntos con frecuencia para estos casos de reumatismo: la base del cuello, un poco debajo de la manzana de Adán, la sien derecha, y la boca del estómago.

e) Los metales definitivamente desempeñan un papel importante en los problemas reumáticos, y para esto recomendaremos el que usted porte una pulsera de metal blanco (ajustable) a media distancia de la muñeca, y el codo, ajustado que no se mueva, y sin entorpecer la circulación sanguínea. De no contar con la pulsera metálica la puede remplazar con un hilo de color rojo enredando el ante brazo dando seis vueltas al antebrazo, y amarres con un nudo posteriormente.

f) También le recomendamos portar pulseras de cobre con dos bolitas en los extremos.

g) Elabórese una maceración de la hierba "tripa de Judas" (vitis tileacea) con 50 gramos de tallos machacados por medio litro de agua. Después déjese reposar durante 12 horas, y posteriormente tómese en ayunas por tres días para que desaparezcan los dolores reumáticos disminuyan o se curen. Nota: esta hierba no es apropiado cocerla debido a que el calor le quita su efectividad.

h) Tome tres veces al día un cocimiento de tallos de girasol. Y aplíquese una maceración también hecha con tallos de girasol en alcohol de 50 gramos de flores en medio litro de alcohol por tres días.

RONQUIDOS: Para esta situación la siguiente circunstancia:

a) Para dormir use una almohada grande para tener la cabeza levantada, y coloque en el orificio nasal derecho un tapón de algodón.

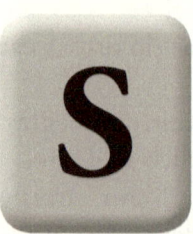

SABAÑONES: Para estos cuadros de infecciones cutáneas los siguientes remedios:

a) Elabore un emplasto con una porción pequeña de cebolla cruda machacada, miel con un poco de sal. Aplique esta combinación sobre el sabañón.

b) Por si hay cuarteadura en la piel unte aceite o ungüento de caléndula. Si la piel no se ha llegado a desgarrar frótese pimienta de cayena. Esto estimulara la circulación sanguínea.

c) Haga ungüento mezclando el zumo de una cebolla con lanolina, y aplique este ungüento en los sabañones tres veces al día.

SANGRE EN LA ORINA: Para este problema el siguiente remedio:

a) Tome te de cola de caballo o de raíz de consuelda.

SARAMPION: Usualmente este mal ataca a los infantes, y para este el siguiente remedio:

a) Elabore 25 gramos de raíz de bardana por cinco minutos en medio litro de agua. Este remedio se le dará al niño con una cucharada en cada cinco minutos durante el día, y en pocos días el niño estará curado.

SARNA: Para esta molesta infección el siguiente remedio:

a) Frote ajo fresco sobre la zona infectada, y posteriormente lávese con infusión de menta, alcanfor, o romero.

SEQUEDAD EN LA BOCA: Si usted está en esta situación de sequedad, y no se mejora ni tomando agua, usted tendrá que indagar que tanta azúcar tiene en la sangre. Porque esto puede ser un principio de diabetes. Pero si el nivel de azúcar es normal puede tomar el siguiente remedio:

a) Tome infusión de tomillo para que las glándulas salivales recobren su función.

SINUSITIS: Esta en la inflamación de las membranas mucosas de los sinus que son pequeñas cavidades de los huesos de la nariz que tiene origen de infección por bacteria o virus. Sus síntomas son nariz tapada, dolor de nariz, cara e incluso la mandíbula dientes hasta llegar a fiebre. Para este cuadro de infección los siguientes remedios:

a) Aspire por la nariz el jugo de un rábano amargo lentamente.
b) Mastique un trozo de panal de miel. Mastíquelo por 10 minutos hasta que haya perdido este su sabor a miel.
c) Ponga en cada una de las fosas nasales aceite de eucalipto con un gotero, friccionándose externamente la parte adolorida con un diente de ajo fresco.
d) Aplique compresas de rábano amargo, y cebolla molidos sobre la nuca, y las plantas de los pies. Manténgalas así por lo menos por una hora.

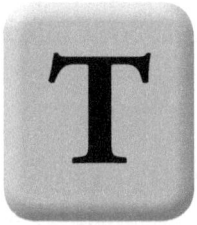

TICS. NERVIOSOS: Estos tienen origen de carácter psicológico. A continuación el siguiente consejo:

a) Consiga un despertador de los antiguos. Pues el sonido acompasado de este despertador actúa favorablemente sobre ciertos centros nerviosos, y cerebrales.

TIFUS: Para este cuadro infeccioso los siguientes remedios:

a) Tome infusiones de romero, alcanfor borraja, canela, y salvia.

TIMIDEZ: Esta situación no es de origen psicológico como parece. Pues su verdadero origen es hormonal. Las hormonas que controlan el organismo son las responsables de los problemas, y situaciones de nuestro comportamiento, y entre estas situaciones esta la timidez. Y aunque en la medicina convencional se está lejos de llegar a poner estas hormonas en equilibrio. Porque carecen de conocimiento para hacerlo. Pero con la ayuda de un método de origen tibetano veamos un tratamiento efectivo donde se tratan diversas partes del cuerpo que van conectadas a nuestro sistema nervioso:

a) Usted va necesitar dos vasos llenos de agua, uno con agua muy fría, y otro con agua muy caliente con más de 60 grados centígrados (o 128 Fahrenheit). Meta completamente el dedo pulgar izquierdo en el agua caliente, y el de la mano derecha en el vaso de agua fría. Usted deberá de permanecer de esta forma durante un minuto. Luego retire las dos manos de los vasos de agua, y permita que se sequen solas sin tocar nada. Después de secas úntese agua de colonia en las manos. Luego golpee sus muslos. Usted deberá sentarse sobre un taburete con los muslos desnudos. Empápelos con agua fría, y golpéelos con las palmas de las manos muchas veces, suba la rodilla hasta la ingle. Primeramente el derecho, y después el izquierdo. No golpee muy fuerte, pero sí de forma constante durante muchos minutos hasta enrojecer la piel levemente. Después deberá hacer crujir su espalda. De pie con los pies juntos, eleve los dos brazos rectos hacia el frente. Después sepárelos horizontalmente forzando así sobre la espalda, y los omoplatos. Es definitivamente indispensable que usted sienta un ligero crujido en su espalda. Ponga los brazos de nuevo hacia adelante, y repita el ejercicio 10 veces más en una sola sesión. Finalmente apriétese el ombligo. Acuéstese mirando hacia arriba, aplicando la palma de la mano derecha, plana sobre el ombligo, ejerciendo cierta presión. Respire profundamente e intente mantener esta postura por cinco minutos.

TIÑA: Para esta enfermedad del cuero cabelludo los siguientes remedios naturales:

a) Masajéese abundantemente el cuero cabelludo con aceite de aguacate.
b) Aplique sobre la zona afectada hojas de bardana u hojas frescas de berro machacadas en forma de cataplasma.

TORCEDURAS: Para estas los siguientes remedios:

a) Aplique compresas muy frías o hielo en la zona afectada por 20 minutos, luego descanse otros 20 minutos. Dependiendo de que si la torcedura es grave prolongue el tratamiento durante 12 horas.
b) Hierva de 3 a 4 puerros en un litro de agua hasta que estos se ablanden. Cuando estén blandos agregue aceite o grasa vegetal para masajes. Después aplique esta mezcla a la parte afectada dando masajes para regenerar tejidos, y ligamentos.

TOS: Esta se da cuando el cuerpo busca librarse de alguna substancia que se encuentra en algún punto del tracto respiratorio. Pero veamos algunos remedios para la tos:

a) Consuma jugo, y pulpa de rábano combinado con miel.

b) Consuma un vaso de cerveza muy caliente.

c) Masque un trozo de raíz de jengibre como si fuera chicle. El jugo del jengibre es el que controlara la tos.

d) Ponga en un litro de agua dos cucharadas de linaza, y déjelo que hierva hasta que se reduzca a la mitad. Luego retire el recipiente del fuego, y agregue media cebolla picada finamente, y media taza de miel. Deje que se enfríe, y agregue el jugo de limón recién exprimido. Tómese una cucharada de vez en cuando manteniéndola en la boca unos instantes antes de tomársela.

e) Mezcle una taza de miel, y una taza de agua de cantidades iguales, y agrégueles una cebolla finamente picada, y una taza de agujas de pepino. Lleve hasta el punto de ebullición. Después retírelos del fuego, y deje reposar por 20 minutos. Tómese tres o más cucharadas al día según sea necesario.

f) Elabore una mezcla de media taza de miel, tres dientes de ajo picados con una cucharada de rábano amargo picado. Mezcle bien. Tome una cucharada de vez en cuando.

g) Mezcle medio vaso de resina de pino con otro medio litro de aceite de oliva hasta lograr una especie de crema. Póngale 7 gotas de aceite de tomillo. Frote esta mezcla en forma de masaje en el pecho, y la espalda del enfermo, y posteriormente cúbralo muy bien.

TOSFERINA: Para este grado de tos incontrolable los siguientes remedios naturales:

a) Consuma nabos, y rábanos en abundancia.

b) Tome tres infusiones de violeta al día.

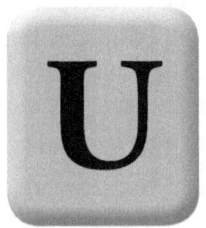

ULCERAS: Para estas y para los tumores externos los siguientes remedios:

a) Elabore una mezcla de barro miel, y cebolla bien picada, aplíquelos sobre el tumor, véndelos con una gasa, y renueve la aplicación durante el día varias veces.

ULCERAS DEL ESTOMAGO: Para este problema los siguientes remedios:

a) Consuma grandes cantidades de jugo de col cruda, elaborándolo con un extractor de jugos.
b) Tómese una cucharada de aloe vera después de cada comida.
c) Consuma grandes cantidades de papaya, ya sea en jugo, en coctel o de cualquier forma.
d) Cada mañana al despertar píntese la plata de los pies con vinagre de sidra antes de ponerse los calcetines.

UÑAS ENTERRADAS: Para esta molesta situación los siguientes remedios:

a) Aplique cataplasmas de arcilla sobre las uñas encarnadas, en las que la arcilla se dejara por toda la noche. Repita este tratamiento hasta lograr la curación total.
b) Aplique cataplasmas de cola de caballo, elaboradas con esta hierba fresca machacada sobre la parte afectada. Déjela toda la noche, véndela, y póngase un calcetín grueso.

c)　Ponga sobre la uña un trozo de limón, y átelo con una gasa para que permanezca toda la noche. Para que al amanecer la uña este blanda, y pueda cortarse cómodamente.

URETRA Y PROBLEMAS URINARIOS: Para estos problemas de inflamación del sistema urinario los siguientes remedios:

a)　Licue en medio vaso de agua unas cuantas ramitas de perejil, y un limón entero. Tómeselo por lo menos una vez al día en ayunas, y así al otro día las molestias cederán.

b)　Elabórese una infusión de cabellos de maíz. de este tómense tres tasas al día.

c)　Consuma un puñado diariamente de semillas de calabaza, de no haber semillas de calabaza usted puede comer semillas de girasol.

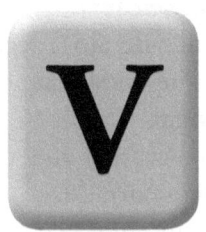

V

VARICES: También conocidas como venas varicosas. Y para estas los siguientes remedios:

a) Disuelva cuatro cucharadas de arcilla verde en un vaso de agua hasta obtener una pasta fluida. Aplique una compresa en la parte afectada, y deje que se seque. Después limpie muy cuidadosamente la pierna con un jabón acido, y agua tibia. Repita el tratamiento cada noche.

b) Tome de una a dos tazas de gordolobo al día. Esto hará desaparecer las varices gradualmente.

c) Lave sus piernas en una infusión muy caliente de hojas de nogal. Posteriormente lave sus piernas con agua fría.

d) Machaque cinco cabezas de ajo, e introdúzcalas en un cuarto de litro de alcohol. Antes de cada comida tómese una infusión de hojas de rábano a la que usted le va a agregar 20 gotas de este alcohol de ajo. Será necesario evitar comidas irritantes, y carnes rojas.

e) Tome por lo menos una infusión al día infusión de castaño de indias.

VERRUGAS: Para estas los siguientes remedios:

a) aplique lechosa savia de higuera, aceite de ricino o lechosa de diente de león sobre la parte afectada. Aunque todo el rededor de la verruga se inflame la verruga se desprende a los pocos días.

b) Mantenga con una gasa una aspirina sobre la parte afectada. Al poco tiempo la verruga se caerá.

c) Corte dos o tres dientes de ajo a rodajas, y macérelos en vinagre por varios días. Aplique cada día una rodaja fijándola con una venda, hasta que se caiga.

d) Frote la verruga tres veces al día con un trozo de piña o ajo acabado de cortar recién cortado.

e) Mantenga la verruga sumergida en el agua de mar por 10 minutos al día.

f) O usted puede diluir una buena cantidad de sal marina en una porción de agua (suficiente para sumergir la verruga) al cabo de dos semanas la verruga desaparecerá. Por lo cual será necesario practicar el tratamiento diario.

VERTIGO: Para este mal que causa mareo el siguiente remedio:

a) Tome tres vasos de té de hojas frescas de marrubio blanco.

VIH (SIDA) O DISMINUCION INMUNOLOGICA: Para este flagelo que aqueja a la humanidad los siguientes tratamientos:

a) Consuma te de equinacea (elaborado de hojas, y flores) o de no poder conseguir este hierba consuma capsulas de equinacea.

b) En caso de trastornos de uretra, inflamación, comezón, y sangrado de órganos sexuales, tome baños de avena o maicena combinada con vinagre. Sobre las lesiones, y en caso de infección puede usar agua oxigenada.

c) Consuma ajo o píldoras de este en abundancia.

d) Tome una cucharada grande de la formula alcohol + aloe vera + miel (véase página para su preparación).

e) Consuma tres vasos de calostro bovino al día.

f) Consuma infusión de palo de arco.

g) Consuma infusiones de cancerina, estafiate, y grama.

VPI: o virus de papiloma humano, para este los siguientes remedios:

a) Tome te de muérdago o puede tomar píldoras de este.

b) Aplique sobre las verrugas la substancia que se extrae a partir del gajo de la celidonia, y la que se extrae al separar la flor del diente de león.

c) Tome infusiones de árnica, y estáfate.

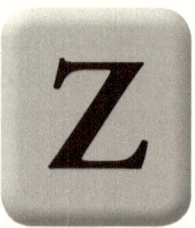

ZUMBIDO DE OIDOS: Cuando el zumbido es incontrolable es causado por una ligera esclerosis en las arterias de la oreja. A continuación el siguiente remedio:

a) Elabore una mezcla de flores de ciruelo, muérdago, manzanilla, espliego, y valeriana. Tómese esta mezcla tres veces al día

HIERBAS MEDICINALES
MENCIONADAS EN ESTE LIBRO

ABEDUL *(Alnus acuminata)*. Este árbol suele crecer cerca de ríos, arroyos o en lugares muy húmedos. Sus hojas de color plateado, y puntiagudas caracterizan al abedul. Muy efectivo para disolverlas piedras del riñón.

AGUACATE *(Persea gratissima)*. Árbol originario de México con una altura de 11 metros aproximadamente, y de hojas aromáticas. Efectivo para problemas digestivos, y problemas del cuero cabelludo.

AJENJO *(Artemisa abisinthium)*. Planta originaria de Asia. Este es muy efectivo para la leucorrea en mujeres, y flujo blanco. Con esta hierba se debe tener cuidado porque causa insomnio, embrutecimiento calambres, y dolores de cabeza.

AJO *(Allium sativus, Linneo)*. Esta es una planta de la cual sus raíces son empleadas especialmente en la cocina actualmente en Europa, y América Latina. De igual forma es multiusos para tratar un sinfín de padecimientos.

ALBAHACA *(Ocinum basilicum)*. Esta planta es herbácea, y es útil para tratar vértigos, refriados, y jaquecas.

ALCACHOFA *(Cynara scolymus)*. Esta también es muy empleada en la cocina. Sus flores que tienen forma de calabazuela, y su gran contenido de algodón son características que identifican a esta planta. Es muy útil para eliminar los cálculos de la vejiga, y disminuir la presión sanguínea.

ALCANFOR *(Cinnamomum camphora)*. este se identifica por temer flores pequeñas, y frutos de bayas negras. Su substancia blanca es muy útil para dolores musculares, y de los huesos.

ALFALFA *(Medicago sativa)*. Usualmente en muchos países de América Latina se utiliza como alimento para conejos, y ganado bovino. Esta es muy efectiva para curar la anemia en los humanos, así como los malestares estomacales.

ALGODÓN *(Gossypium barbadense)*. Planta originaria de Europa que produce la fibra más importante del mundo. Las semillas de esta planta son muy útiles para la tos sangrante, dolor de oídos, diarrea, tétanos, cólera etc.

ANIS VERDE *(Pimpinela anisum)*. Esta planta se da en climas tropicales, y de esta se explotan las resinas, y los aceites. Esta es efectiva para los dolores de cabeza, y dolores musculares.

APIO *(Apium graveolens)*. Esta planta se da en climas muy húmedos. Es muy efectiva para la bronquitis, y las reumas.

ARNICA *(Arnica montana)*. Esta planta de origen europeo tiene propiedades muy útiles que actúan para calmar dolores, y para curar infecciones.

ARTEMISA *(artemisa vulgaris)*. Esta planta aromática induce al apetito, combate la neurosis, y la epilepsia.

AVENA *(Avena sativa)*. A esta planta de origen europeo se le atribuye su utilidad para curar catarros, y enfermedades del tracto respiratorio.

AZAFRAN *(Crocus sativus)*. Esta planta además de ser de origen árabe es muy eficiente en tratar el asma, amenorrea, regularizar la menstruación, etc.

BALSAMO *(Myroxylon balsamum)*. Esta planta se da en lugares de clima cálido del continente americano. Se usa como cicatrizante, y para dolores musculares.

BARBASCO *(Dioscorea mexicana).* También cultivado en regiones cálidas. Se emplea en tratar en fiebre reumática, artritis, tiña, diarrea crónica etc.

BOLDO *(Pneumus boldo).* Planta originaria de Chile que se emplea para enfermedades del hígado, y la vesícula.

BOLSA DE PASTOR *(Capsella bursa-pastoris).* Planta de tallo circular, y flores chicas bancas se utiliza para tratar menstruaciones irregulares, desinteria, y vómitos.

BORRAJA *(Borrago officinalis).* Planta originaria de Europa, y adaptado en México, Centroamérica, y las Antillas. Se emplea para curar enfermedades de vías respiratorias.

BUGAMBILIA *(Bugainvillea spectabilis).* Esta planta trepadora de flores moradas de origen sudamericano tiene la función de curar la tos, y bronquitis.

CABELLOS DE MAIZ. Estos se extraen del elote o *"choclo"* (nombre que se le da a la mazorca en Sudamérica). Se emplea para tratar la cistitis, para disolver cálculos del riñón.

CAFÉ *(Cofea arabica).* Las semillas de su fruto son empleadas para elaborar la bebida más famosa del mundo. Es muy efectivo en la aceleración de la respiración, y del pulso.

CALABAZA *(Cucurbita pepo).* Aparte de ser muy empleada en la cocina las semillas de este fruto son efectivas en la eliminación de parásitos intestinales.

CALENDULA *(Calendula officialis).* También conocida como flor de muerto empleada para tratar problemas de artritis, gota, infecciones cutáneas, reumatismo, y regula el ciclo menstrual.

CANELA *(Cinnamomum ceylanicum).* La corteza de este es muy empleada en la cocina, y para tratar problemas del estómago, reumas, y es afrodisiaca.

CASTAÑO *(Castanea vulgaris)*. Árbol de origen español que se identifica por sus flores verdes, y semillas harinosas. Es utilizado para problemas en el útero.

CEBADA *(Hordeum vulgare)*. Planta oriunda de Rusia, y de espigas grandes. Se utiliza para tratar dolores estomacales.

CEDRO *(Cedrus Libani)*. Originario del libano, y de mención en los Salmos de la Biblia como muy especial por ser madera preciosa, y útil. Las hojas de este árbol son útiles para tratar el paludismo.

CEDRON *(Simaba cedron)*. Este arbusto tiene origen en Sudamérica, Se usa para eliminar parásitos intestinales.

CILANTRO *(Coriandrum sativum)*. De flores blancas, y hojas aromáticas, se emplea para favorecer la digestión, y expulsar los gases.

CLAVO *(Eugenia aromatica)*. Este arbusto es originario de las islas Molucas, y se utiliza para tratar enfermedades de la boca, y debilidad muscular.

COLA DE CABALLO *(Equisetum arvense)*. Esta planta se utiliza mucho para problemas en los riñones, hemorroides, venas varicosas etc.

CRAMERIA *(Krameria cystisoides)*. Planta originaria de México que es muy útil para tratar la desinteria, metrorragias, y desinflama las anginas.

CULANTRILLO *(Adiantum capilus veneris)*. De gran cultivo en lugares cálidos, esta planta es muy útil para la bronquitis, y para los problemas de calvicie.

DAMIANA *(Turnera diffusa)*. Esta, es originaria del estado de California EUA. De tallos ramosos, y hojas ovaladas. Se emplea para evitar los efectos nocivos del tabaco en la salud, calma dolores de cabeza, y para abrir el apetito.

DATIL *(Phoenix dactylifera)*. Palmera de frutos color amarillo rojizo que tiene origen en las playas europeas del mediterráneo. Se utiliza para tratar la anemia, y la fatiga.

DIENTE DE LEON *(Taraxacum officinale lineo)*. Esta, tiene origen europeo con adaptaciones en diversos países de América Latina. Se emplea para tratar problemas del hígado, e infecciones cutáneas.

DIGITAL *(Digitalis purpurea linneo)*. Esta planta es originaria del norte de España. Para el uso de esta planta se recomienda consultar al médico debido a que en exceso provoca envenenamiento. Se emplea en elaborar jarabes, tinturas, polvo, y píldoras para la hidropesía, asma, bronquitis, etc.

ENCINO *(Querecus rugosa)*. Árbol que tiene origen en la región central de México. Por su gran contenido de ácido tánico se usa para combatir infecciones bucales, vómitos hemorrágicos, y ulceras en el estómago, y duodeno.

ENEBRO *(Juniperus communis)*. Arbusto conífero de clase de flores de color rojo pardo, y frutos de bayas. Es muy efectivo para los desórdenes digestivos.

ESTAFIATE *(Artemisa de México)*. Es de origen mexicano, y se da en los lugares húmedos. Se emplea para facilitar las digestiones en caso de gastritis, también calma los dolores de estómago, y es útil para tratar la diarrea.

EUCALIPTO *(Eupalyptus globulus)*. Este árbol alcanza gran atura, y es de Australia. Se utiliza para las bronquitis severas, infecciones bucales, y disminuye el azúcar en los diabéticos.

FENOGRECO *(Trigonella foneum-graecum)* Planta que ha tenido numerosos escenarios a lo largo de la historia en China, India Arabia, es originaria de la Península ibérica. Es empleada para tratar problemas de sinusitis, diabetes, y para hacer crecer los senos en la mujeres.

FRESAL *(Fragaria vesca)*. Planta originaria de Europa, y adaptada en diversos países del continente americano (principalmente en Estados Unidos, y en los países andinos). Es muy efectiva para combatir la diarrea crónica, infecciones de vías urinarias, y hemorragias intestinales.

FRESNO *(Fraxinnus sp.)*. Este árbol de tronco grueso alcanza una altura de 25 a 30 metros. Es muy útil para tratar gota, reumatismo, infecciones de oído, etc.

FUMARIA *(Fumaria parviflora)*. Esta planta de raíces blancas se encuentra en casi todo el planeta. Se usa para aliviar la supuración de ganglios linfáticos.

GERANIO *(Geranium mexicanum)*. De origen mexicano esta planta es muy popular por que se utiliza para decorar jardines. Medicamente de emplea en la cicatrización de heridas, y para curar infecciones cutáneas.

GINSENG *(Panax quinquefolium)*. Esta plata es originaria de Corea, y de ahí ha sido adaptada a todo el mundo. Se emplea como energizante, para combatir la neurastenia, y el bajo metabolismo.

GIRASOL *(Encelia)*. Planta de origen mexicano de flores amarillas grandes, y centro café. Esta es útil para combatir los dolores reumáticos, y los catarros.

GORDOLOBO *(Verbascum thapsus)*. Planta originaria de Europa que se utiliza para curar la tos, y la inflamación de garganta.

GRANADO *(Punica granatum, Linneo)*. Planta que contiene los cuatro alcaloides que son utilizados en la medicina. Se identifica porque en las flores contiene una substancia que tiñe de rojo. Se emplea para expulsar parásitos intestinales, y tratar la halitosis.

GROSELLO ROJO *(Ribes nigrum)*. Los frutos de esta planta seles nombra grosellas, y se emplean para elaborar jugos, jaleas, y vinos. En la salud se utiliza para tratar la erisipela, y la mononucleosis.

GUACO *(Melania guaco)*. Planta de origen sudamericano, y adaptada en México. Se emplea para curar las mordeduras de serpientes, y para dolores musculares.

GUAYABO *(Psidium guajaba, Linneo)*. Este árbol tiene origen en la región de las Antillas que alcanza 8 metros de alto, sus frutos son empleados para un sinfín de productos cono jaleas, mermeladas, etc. En la salud cura diarreas, elimina parásitos, y cura algunas heridas.

HIEDRA *(Rhus redicans)*. Esta se da en lugares templados. Por su resina balsámica calma los dolores reumáticos, y es eficiente para la celulitis.

HIERBA BUENA *(Mentha peperita)*. Esta planta tiene sabor picante, y amargo además de su reconocido aroma esta planta se emplea para infecciones estomacales, y para los cuadros bronquiales infecciosos.

HIGUERA *(Ficus carica)* Árbol frutal de 2 a 3 metros de largo. Esencial para curar infecciones en la garganta, y para eliminar los parásitos intestinales.

HINOJO *(Foeniculum vulgare)*. De un particular sabor picante, y de digna apariencia para adornar jardines, el hinojo, regulariza las reglas menstruales, y aumenta la producción de leche de las madres que amamantan.

HISOPO *(Hyssopus officinalis)*. Esta planta tiene flores azules con blanco en forma de espiga. Se utiliza para tratar las infecciones respiratorias, y regulariza las funciones del estómago.

JAZMIN AMARILLO *(Gelsemium sempervirens)*. Planta originaria de México trepadora de tallos flexibles. Se emplea como sedante del sistema nervioso, para tratar la tosferina, y el asma. Nota: se debe tener precaución, y su aplicación tiene que ser supervisada por un profesional en naturismo debido a que esta planta es venenosa.

JENGIBRE *(Zingiber officinale)*. Planta originaria de la zona central de Asia. Se utiliza para eliminar gases estomacales e intestinales.

LAUREL *(Laurus nobilis)*. Planta originaria de Europa de la zona del Mediterráneo. Se emplea en eliminar las flemas en una infección gripal, también en los dolores reumáticos, y para ocasionar el apetito.

LINO *(Linux usitatissmum)*. Planta de origen europeo que crece de forma espontánea en España, Francia, Alemania, y Bélgica. Es utilizada para sanar, y desinflamar las ulceraciones en la boca, las quemaduras de la piel, y las hemorroides.

LIRIO BLANCO *(Iris florentina)*. Planta que tiene origen en Italia, y del que se obtiene un aceite que es muy empleado desde la antigüedad en la medicina. Se usa para eliminar las flemas, y es purgante.

MALVA *(Althaea officinalis)*. Planta de tallo muy alto, y de hojas muy vellosas. Es efectiva para curar la bronquitis, y las hemorroides.

MANDRAGORA *(Atropa mandrágora)*. Originaria de España en los bosques sombríos. Se emplea para curar los tumores escrofulosos.

MANGLE ROJO *(Rhizophora mangla)*. Árbol que alcanza una altura de 12 metros de alto, y se da en zonas tropicales. Sus hojas son empleadas en la curación de ulceraciones, heridas, y diarreas prolongadas.

MANZANILLA *(Matricaria chamomila)*. De origen europeo, y de tamaño muy pequeño. Es muy útil para curar malestares estomacales, y la conjuntivitis.

MARRUBIO *(Marrubium vulgare)*. Arbusto de origen europeo que llego al continente americano desde el siglo XVI. Se ha empleado desde los tiempos de la colonia para curar la bronquitis, y las congestiones del hígado.

MASTUERZO *(Tropaeolum majus)*. Esta planta tiene hojas orbiculares, de flores color anaranjado, y tallo rastrero. Se utiliza para combatir infecciones de encías, escorbuto, y anginas.

MEJORANA *(Origanum majorana)*. Planta originaria del oriente, y de hojas ovaladas de color blanco. Es efectiva para el dolor de muelas, y las reumas.

MELISA *(Melissa officinalis)*. Esta planta llega a crecer hasta un metro de altura de hojas ovaladas arrugadas, y aromáticas. Muy eficaz para los desórdenes nerviosos, y dolores de cabeza.

MEMBRILLO *(Cydonia oblonga)*. Este arbusto es originario del continente asiático, y crece en las zonas templadas del continente americano. Este previene la diarrea, y cura las infecciones de las encías.

MENTA *(Calamintha macrostoma)*. Es también conocida como la hierba del borracho con flores en forma de espiga cuyas semillas tienen un aceite muy especial. Es efectiva para eliminar las flemas por infección, y elimina algunos parásitos.

MIL EN RAMA *(Achillea millefolium)*. Esta planta tiene flores blancas en cabezuelas de sabor amargo. Cura infecciones estomacales, trata la gastroenteritis, y hemorragias.

MORAL *(Morus celtidifolia)*. Este árbol alcanza 9 metros de altura. Originario de la parte norte de México. Es eficaz en bajar la fiebre, y para curar infecciones bucales.

MOSTAZA *(Brassica alba)*. Las semillas de esta planta se usan para condimento alimenticio. Es útil para desinflamar las anginas, curar la tos, y bajar la fiebre.

MUERDAGO *(Viscum álbum)*. Planta de tallo leñoso, y ramificado. Es usado como purgante, y disminuye la presión arterial.

NOGAL *(Junglans regia, Linneo)*. Este árbol es originario de Asia, y adaptado en Europa y América. Es muy útil en caso de infecciones cutáneas, anemia, constipación, etc.

OLIVO *(Olea europea)*. Árbol que en Europa (lugar de origen) llega a crecer hasta 15 metros de alto mientras que en el continente americano solo alcanza de 4 a 5 metros de alto. Alivia los dolores reumáticos, y cura las infecciones gripales.

OREGANO *(origamum vulgare)*. Esta hierba es de origen europeo, es muy aromática, y se emplea como condimento alimenticio. En la salud desinfecta los intestinos, y elimina los parásitos,

ORTIGA MUERTA *(Lanium álbum)*. Planta originaria del norte de Asia de hojas aovadas, y acorazonadas. Se emplea para curar las llagas en la boca y disolver algunos tumores.

PASIFLORA *(Passiflora incarnata)*. Planta que tiene origen en Brasil que alcanza los 20 centímetros de alto que da un fruto amarillo en forma de paloma con muchas semillas. Se emplea contra el insomnio, y afecciones cardiacas de origen nervioso

PEREGIL *(Petroselium sativum)*. Planta aromática que se emplea como condimento alimenticio para platillos de la alta cocina. Se utiliza en la salud como afrodisiaco, y regula la menstruación.

PINO *(Pinus sylvestris)*. Árbol conífero que tiene origen en Asia donde es muy común. La madera de este árbol es la más usada en todo el mundo, lo mismo de la resina que se obtiene para elaborar ungüentos, y pomadas. También se utiliza para tratar la blenorragia, la gonorrea, y es afrodisiaca.

PIRUL *(Chinas molle)*. Este árbol es de origen peruano. Muy alto de raíces extensas, flores blancas, y frutos pequeños con un inconfundible aroma. Se usa para tratar la blenorragia, la gonorrea, infecciones de vías urinarias. Es un purgante agresivo Nota: se debe consultar a un profesional de la salud antes de consumirlo, ya que tomado en exceso provoca vómitos sangrantes.

PRODIGIOSA *(Brikellia cavanillesii)*. También conocida como la hierba del becerro que llega a sobre pasar los dos metros de altura. Es muy útil para curar la diarrea, y abre el apetito.

QUINA *(Cinchona officinalis)*. Este árbol alcanza los 30 metros de altura de flores blancas y rosadas que contiene 30 alcaloides usados en la medicina convencional. Se emplea contra la malaria, paludismo, tétanos ulceras cancerosas, y anemia.

RICINO *(Ricinus comunis)*. Esta planta es originaria de África. De sus semillas se obtiene un útil aceite. Es muy eficaz para el estreñimiento, peritonitis, hernia, y parásitos intestinales.

ROMERO *(Rosmarinus officinalis)*. Planta originaria del sur de Europa con flores de violeta azulado, y aroma agradable. Efectiva para tratar dolores musculares, y para tratar la calvicie.

RUDA *(Ruta chalepensis)*. Hierba de origen europeo de hojas verde azulado de olor fuerte, y molesto. Es muy efectiva para tratar infecciones oculares, estimula el flujo menstrual, y elimina algunos parásitos.

SALVIA *(Buddleia perfoliana)*. Arbusto que crece de dos a tres metros de altura, y lo cubre una pelusa de color plateado. Se emplea para curar diarreas con mucosidad sangrantes, y combate la disentería.

SAUCE *(Salix bomplandiana)*. Árbol que alcanza hasta los 16 metros de altura de hojas grandes, y lanceoladas. Es muy útil para la diarrea crónica, y la hidropesía.

SAUCO *(Sambucus mexicana)*. Árbol de origen mexicano de corteza gris, y escamosa. Se utiliza como purgante, e incita a la sudoración.

TARAY *(Caesalpina crista)*. Arbusto espinoso con flores verdes de vainas espinosas como fruto. Este elimina los cálculos del hígado.

TILA *(Tilia mexicana)*. Esta planta es de origen mexicano (del estado de Veracruz) de hojas amarillas, y hojas en forma de corazón. Combate el insomnio, calma los dolores musculares, calma los dolores de las hemorroides, y los dolores musculares.

TOMILLO *(Thymus vulgaris)*. Planta de hojas pecioladas, de aroma agradable, y muy empleada en la alta cocina como condimento. Elimina algunos parásitos, y cura las llagas gangrenosas.

TORONJIL *(Cendronella mexicana)*. Planta de tallo erguido de flores moradas. Sana los dolores musculares, y reumatismo

TREBOL *(Trifolium pratense)*. Planta de hojas ovaladas, y flores color amarillo. Es muy eficaz para sanar la bronquitis.

VIOLETA *(Viola odorata)*. Esta planta es muy pequeña de tallos subterráneos, y crece en lugares donde no recibe luz solar. Alivia la bronquitis y tos, también útil para tratar heridas profundas.

ZABILA *(Aloe vulgaris)*. Planta originaria de África de hojas que contienen una pulpa amarga ideal para combatir el cáncer, es purgante, y controla el flujo menstrual.

ZARZAPARRILLA *(Smilax sarsaparrilla)*. Esta planta es originaria de la parte central de México de sabor insípido, y mucilaginoso. Se ha utilizado como remedio para la sífilis, y enfermedades venéreas.

FRUTAS Y VERDURAS MENCIONADAS EN ESTE LIBRO

ALBARICOQUE: Pertenece a la familia de los melocotones, y almendras. Es originario de Asia central de sabor agridulce. Es muy eficaz en el tratamiento de arrugas de la piel

AGUACATE: En realidad esta es una fruta, y no una verdura que crece en climas tropicales. El aguacate contiene más potasio que el plátano, reduce los niveles de colesterol, y alivia la soriasis.

ALCACHOFA: El color verde parecido a una col pequeña son factores que identifican a esta verdura, la cual recomendamos guisarla completa para aprovechar todos sus nutrientes. Es muy eficaz en controlar el colesterol, tener una vida activa, y ayuda en los problemas de hígado.

ALMENDRA: Este alimento contiene gran cantidad de vitaminas de tipo B que fortalecen al sistema nervioso.

APIO: vegetal de origen egipcio, y de la familia delos perejil. Muy eficaz en calmar los nervios, para combatir la hipertensión, y por los piquetes de algunos insectos.

ARANDANO: Conocido como *"Blueberry"* en los Estados Unidos. Es una fruta antioxidante que trata la cistitis, diarrea, diabetes, cura la psoriasis, y los eczemas.

BERENJENA: En verdad esta es una fruta aunque ha sido conocida como una de las verduras de más relevancia. Su color blanco, amarillo, o rojo en forma de pera la identifican. Actualmente es empleada para tratar el alcoholismo, calmar los dolores de muelas, combate la piorrea, cura los dolores de estómago.

CALABAZA: Planta originaria del continente americano, y muy útil en la actualidad para tratar diversos padecimientos como la fiebre, diarrea, migraña, parásitos intestinales, problemas de próstata. Abscesos, la solitaria, cáncer, dolor de oídos, y manchas en la piel.

CEREZA: Fruta que contiene grandes cantidades de calcio, hierro, y vitamina C. previene la osteoporosis, útil para tratar la celulitis, gota, cálculos biliares. Y cuadros gripales de tos.

CIRUELA: Sus propiedades son ante todo laxantes. Tonifica el sistema nervioso, alivia el estreñimiento, elimina las manchas de la piel, y es laxante.

COL: Sinceramente existen muchas clases de estas pero actualmente tenemos al alcance cinco clases de estas como: brócoli, col o repollo, col o repollitos de brúcelas, coliflor, y col rizada suficientes para beneficiarnos de sus propiedades curativas, que son eficientes para prevenir el cáncer, disminuir el colesterol, curarlos hongos en la piel, curar ulceras gastrointestinales, para combatir la artritis, y calambres abdominales.

FRESA: Las fresas contienen pocas calorías, y mucha vitamina C de un sabroso sabor agridulce que hace que esta fruta sea empleada en los postres de la alta cocina. Combate la anemia, y suaviza la piel aplicándose externamente.

GRANADA: Es un árbol que tiene origen en el sur de Asia. Su fruta es una baya de muchas semillas rojas y acidas de cascara gruesa. Es muy eficaz en la expulsión de parásitos, y para curar la gingivitis.

GROSELLA ROJA: Por su riqueza en fibra, hierro, magnesio, y vitamina C. esta fruta es eficaz para tratar las infecciones del hígado, las aftas en la boca, e infecciones del estómago.

HIGO: Contiene grandes cantidades de calcio, magnesio, potasio, hierro, cobre, así como propiedades anti cancerígenas. El higo limpia los riñones, es laxante, y anti estrés.

LECHUGA: Verdura de origen turco, y combinable con otros vegetales des de tiempos muy remotos fue consumida en el antiguo Egipto. Es muy útil para eliminar la acidez estomacal, y combatir la anemia,

LIMON: Es rico en gran cantidad de minerales fotoquímicos, y vitamina C además de tener propiedades anticancerígenas. Es muy efectivo para tratar la tos, cuadros gripales, asma, mal aliento, reumatismo, indigestión, agruras, y picaduras de insectos.

MANZANA: La manzana contiene una gran cantidad de vitaminas, y fibras que favorecen la circulación de sistema digestivo. También posee cualidades anticancerígenas. Se emplea en tratar la artritis, tratar la anemia, problemas en los riñones, problemas de obesidad, si se padece de estreñimiento, etc.

PAPA: En la actualidad existen muchas clases. Aunque se cree que es de origen peruano por ser los incas quienes cultivaran este vegetal tan usado en la alta cocina convencional. Es muy útil para curar la inflamación por golpes, inflamación de ojos, combate los cálculos biliares. Combate ulceras, combate los tumores cancerosos de los senos. Cura llagas con pus, reduce infartos, y limpia los intestinos.

PAPAYA: Contiene gran cantidad de vitamina C, y la enzima conocida como *papaína*. Es muy útil para curar ulceras, y amebiasis intestinal.

PIÑA: Contiene gran cantidad de fibra, además de un enzima llamada bromelina que es auxiliar en desglosar las proteínas. Es muy eficaz para los parásitos intestinales, los cálculos biliares, y la circulación sanguínea.

RABANOS: Estos han sido utilizados desde tiempos bíblicos. Su color rojo, y su interior blanco caracteriza a estos vegetales que curan la tos, y fiebre, reducen depósitos de grasa, contra el cáncer, y previenen los cálculos biliares.

TORONJA: Aunque es de aspecto similar al de la naranja la toronja tiene un sabor amargo, pero gran portador de vitamina C, fosforo, y calcio. Es muy efectiva para reducir el colesterol, alivia la acidez estomacal, y cura los cálculos biliares.

UVA: Además de ser de origen europeo la uva contiene propiedades anticancerígenas, y este fruto tiene la función de limpiar, y regenerar el organismo. Es útil para tratar la hipertensión, desintoxicar el cuerpo, y limpiar los intestinos.

ZANAHORIAS: Estas se dan, y se desarrollan en todo el mundo, aunque suelen variar de color dependiendo del lugar pueden ser rosas, rojas, o hasta de amarillo fuerte. Tiene diversas funciones como: enjuague bucal, tratar quemaduras, previene el cáncer de páncreas, combate la fatiga, es laxante, combate el asma, mejora la vista, para mantener la piel firme.

RECETAS NATURALES

Formula Aloe + Miel + Alcohol

Esta fórmula es ideal para combatir enfermedades venéreas de carácter viral con el cáncer, VIH (Sida), Enterovirus, gonorrea, pleuritis etc. Esta fórmula es conocida popularmente como *"La receta del Sacerdote romano Zago"* Y para elaborarla necesitamos:

a) De 350 a 400 gramos de Aloe Vera (también llamado Zabila) lo que equivale a dos hojas grandes o tres medianas.

b) Medio kilo o un litro de miel pura de abeja.

c) Aproximadamente seis cucharadas medianas de cualquier vino para dilatar los ingredientes ya mencionados.

Elaboración

Primeramente se remueven las espinas, y el polvo que se encuentra presente en las hojas de la zabila, con un trapo o lavándolas. Luego se trozan a fragmentos muy pequeños. Se introducen a la licuadora con la miel, el vino o alcohol seleccionado. Después de batirse bien está listo para tomarse.

Dosis

Recomendamos tomar una cucharada media hora antes de cada comida. Usted debe agitar bien el producto antes de beberse. Haga esto por 10 días seguidos, y descanse siete. Después repita el tratamiento. Si usted después de haber tomado este tratamiento le salen llagas en el cuerpo es síntoma de buena señal.

Sin duda alguna le sugerimos ir a revisión médica para verificar si el tumor ha cedido o no. De no ser así aumente la dosis recuerde que en el naturismo el ser constante es crucial para el éxito en los tratamientos.

Licuado de toronja + manzana + hinojo

Aparte de ser capaz de combatir la vejes por sus cualidades antioxidantes, este preparado también es eficaz para desinflamar el vientre. Y para su preparación necesitamos los siguientes ingredientes:

a)   Un vaso de jugo natural de toronja.
b)   Una manzana picada.
c)   Un cuarto de bulbo de hinojo picado.

Elaboración

Introduzca los ingredientes mencionados, licuándolos, y finalmente cuele el preparado.

Dosis

Tómese un vaso por las mañanas en ayunas cada tercer día por un mes.

Mascarillas faciales y tratamientos de belleza

Para el nutrimiento de la piel

Combine 50 gramos de almendras dulces, 10 gramos de miel pura de abeja, 30 gramos de harina de avena, y 1\4 de taza de crema de leche. Úntesela en el cuello, y rostro dejándola reposar por 20 minutos, y finalmente enjuáguese con agua tibia.

Para la humectación de la piel

Lave cuidadosamente su cara con vinagre de sidra de manzana combinado con agua caliente a cantidades iguales. Luego aplique el jugo de dos naranjas sobre su piel, deje secar su rostro, y des pues de 30 minutos enjuáguelo con agua tibia.

También puede cortar a la mitad, y exprima el jugo de uvas verdes o procéselos en la licuadora. Posteriormente aplíquelo en los labios, y debajo de los parpados. Este jugo es eficaz en la eliminación de arrugas alrededor de la boca, y de los ojos aplicándose externamente frotado. Déjese por 30 minutos, y enjuáguese con agua fría.

Para revitalizar la piel

Quítele toda la cascara a un melocotón, y el hueso. Elabore una pasta extrayéndola con un tenedor o cuchara. Únteselo en el rostro, y cuello después de recién lavados. Déjelo actuar por 30 minutos.

Para las arrugas

Combine concienzudamente 100 gramos de jugo de raíz de lirio blanco, 100 gramos de miel, 50 y 50 gramos de cera blanca. Déjesela toda la noche, y lávese la cara con agua tibia hasta el amanecer.

Tratamientos para embellecer los senos

Para obtener la silueta perfecta

Úntese aceite de germen de trigo, masajeándose suavemente por cinco minutos. Posteriormente golpéese para facilitar la circulación.

Para reafirmar los senos

Después de un baño o ducha deberá enjuagarse los senos con agua fría para el fortalecimiento, y reafirmar tejidos.

También puede combinar un limón entero (exprimido) en medio vaso de cualquier ron de prestigio. Déjelo reposar toda la noche. Aplíqueselo al otro día en la mañana con un masaje de 10 minutos y deje reposar los senos por 20 minutos, y posteriormente enjuáguese con agua tibia o con una ducha o baño.

Para tener unos senos sanos

Consuma una infusión de caléndula al día, y luego aplique externamente una crema de caléndula. La caléndula es efectiva para tratar y prevenir el cáncer de seno, y problemas ginecológicos.

Para que los senos aumenten de tamaño

Usted tendrá que adherir a su dieta el consumo de fenogreco o tomar diariamente una infusión elaborada con las semillas de este. Esta científicamente su efectividad.

Para las grietas de los senos

Estas son muy comunes en mujeres que están amamantando a sus hijos. Afortunadamente las grietas desaparecen aplicándoles mucilago que recubre las semillas del membrillo.

Para evitar la estrías

Para evitar las estrías en los senos durante el embarazo usted deberá frotarse los pechos con un algodón empapado de leche diariamente.

Para la flacidez

Si sus senos son flácidos masajéeselos con vino de salvia todos los días por las mañanas durante un mes.

BIBLIOGRAFIA

Curación Con Frutas y Verduras.

El Gran Diccionario de las Dolencias y Las Enfermedades. Jacques Márquez.

Gran Enciclopedia de Plantas Medicinales. Joseph Luis Berdonces Y Sierra.

Herbolaria Mexicana Dr. Edgar Torres Casi.

La Curación Natural. David G. Jarrell

Manual de Uso de Hierbas Medicinales. María Stella Cáceres A. y Marta Machain Singer.

Medicina Natural Pedro Alfonso Espitia.

Plantas medicinales del Ecuador

Salud y Biomagnetismo Soportado Con Fitoterapia Gerardo Sánchez.

www.ingramcontent.com/pod-product-compliance
Lightning Source LLC
Chambersburg PA
CBHW022017170526
45157CB00003B/1267